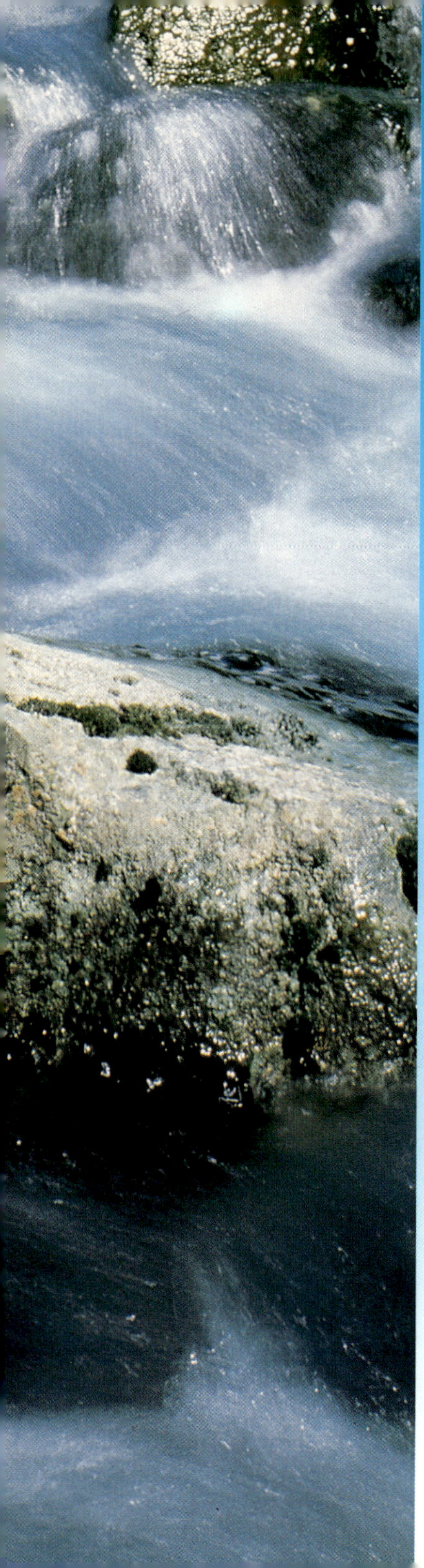

Hilfe aus der Natur

*Die Homöopathie ist eine sanfte Heilweise, mit der man sowohl akute Beschwerden als auch chronische Leiden lindern und heilen kann.
Vor fast zweihundert Jahren begründete der Arzt Dr. Samuel Hahnemann diese Heilmethode. Er war der Auffassung, daß Krankheiten durch Veränderungen im Zusammenwirken aller Lebenskräfte des Menschen hervorgerufen werden, daß also nicht nur ein Organ erkrankt, sondern der ganze Mensch. So gilt es, mit homöopathischen Mitteln den ganzen Menschen mit all seinen körperlichen und seelischen Eigenheiten zu behandeln.
Sogar zur Selbstbehandlung von Erwachsenen und Kindern eignen sich Homöopathika sehr gut. Anleitung finden Sie in diesem Ratgeber.*

Manfried Pahlow & Elisabeth Buchtala

INHALT

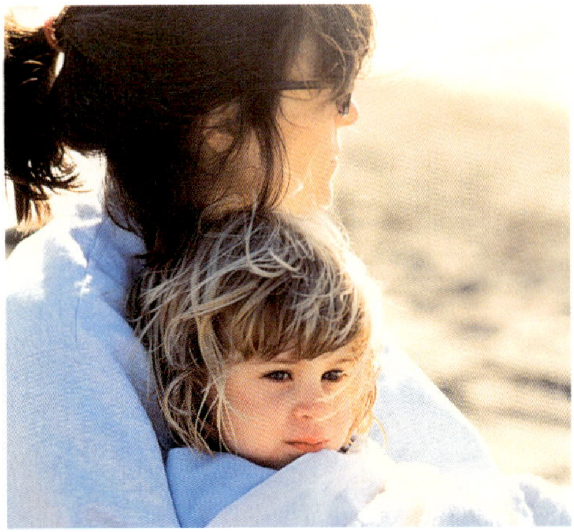

INFORMATION

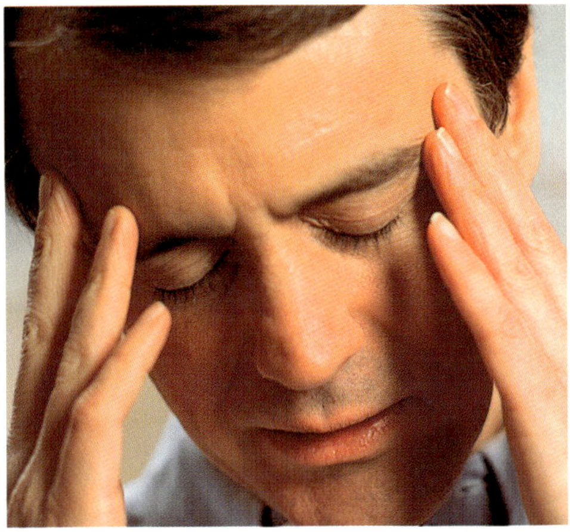

BEHANDLUNG

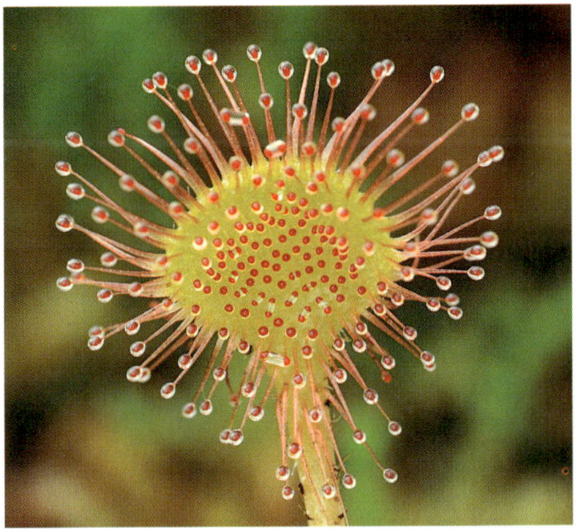

INHALT

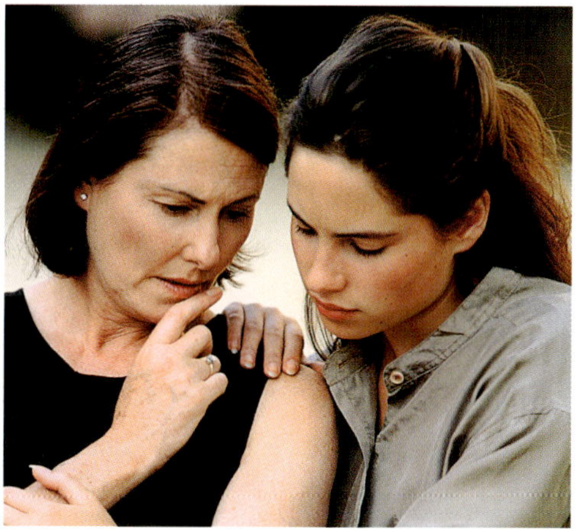

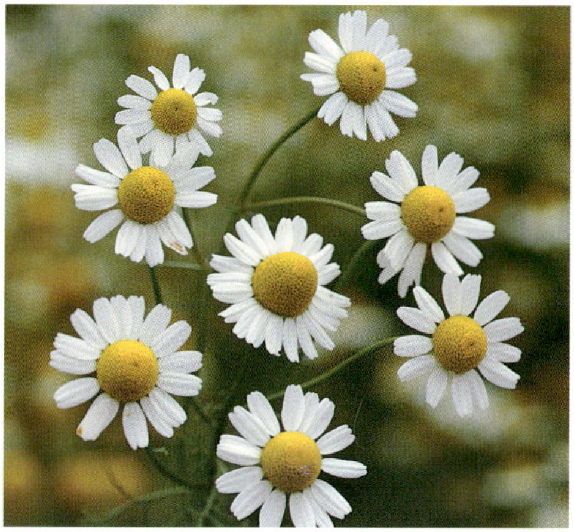

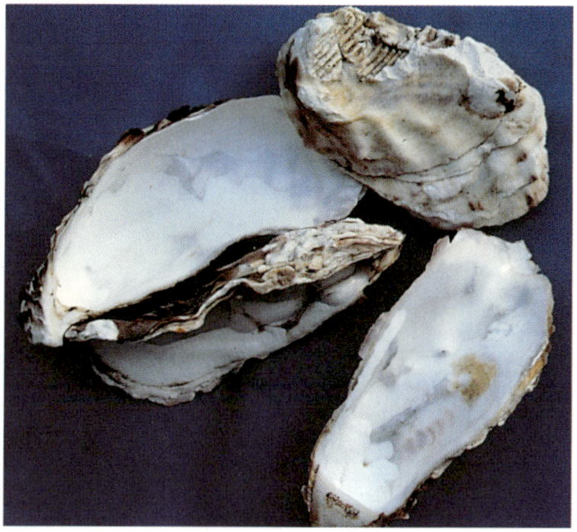

ZUM NACHSCHLAGEN

Homöopathie – die sanfte Heilweise

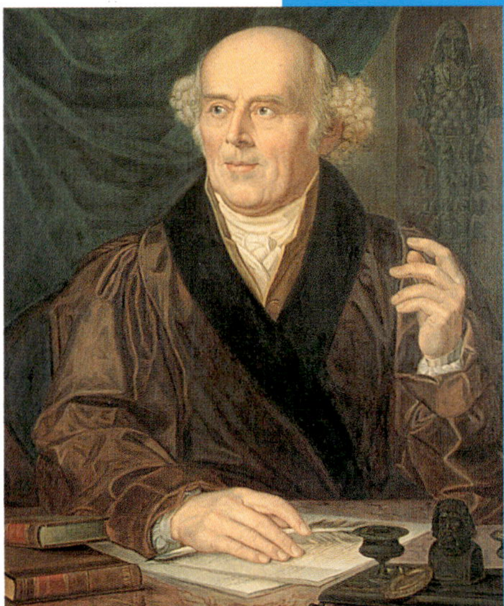

Homöopathie ist eine bewährte Heilmethode, die sich der ganzheitlichen Sichtweise bedient. Durch die Behandlung mit Homöopathika soll der Mensch gesunden, es sollen also nicht nur seine Beschwerden unterdrückt werden. Befindlichkeitsstörungen und Alltagsbeschwerden können Sie selbst erfolgreich behandeln. Die Palette reicht von Erkältungskrankheiten, Nervosität, Schlafstörungen, Magenbeschwerden über Rheuma und Gicht bis hin zu Kinderkrankheiten und Altersbeschwerden.

Foto: Samuel Hahnemann (1755 bis 1843)

Krank ist immer der ganze Mensch

Wenn eine Krankheit von einem Menschen Besitz ergreift, sind stets Körper und Seele betroffen; an beiden zeigen sich Krankheitszeichen, die beachtet und behandelt werden müssen.
Jeder erlebt die Krankheit auf seine Weise. Quälender Kopfschmerz beispielsweise wird immer auch Stimmung und Leistungsfähigkeit des Schmerzgeplagten beeinflussen. Hinzu kommt, daß nicht alle Menschen gleich reagieren – der eine nimmt den Schmerz eher gelassen hin, wissend, daß er bald vorübergeht, und macht seine Arbeit wie gewohnt. Ein anderer leidet sehr stark unter seinen Schmerzen, er klagt darüber, kann sich auf seine Arbeit nicht konzentrieren oder legt sich vielleicht verstört ins Bett.
Jeder von uns also geht auf seine, die nur ihm eigene Weise mit Krankheit um.

Jeder von uns erlebt eine Krankheit auf seine Weise, jeder geht auf seine, die nur ihm eigene Weise damit um.

Bei jedem äußert sich die Krankheit anders.

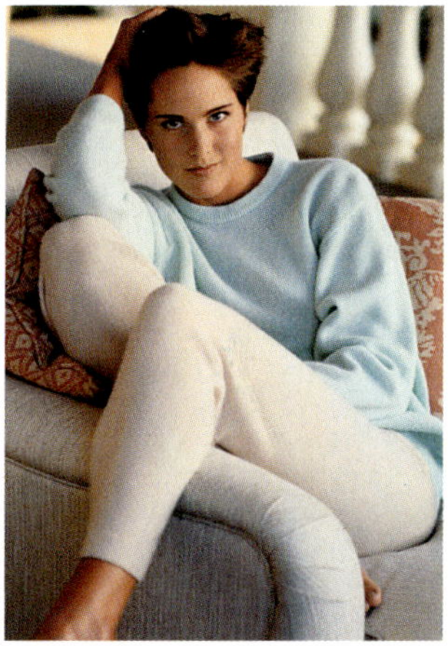

Krankheitszeichen in vielerlei Ausprägung

Ebenso ist ein Kopfschmerz nicht wie der andere; mal sitzt er mehr hinter der Stirn, mal in den Schläfen oder im Hinterkopf, mal zieht er sich zum Nacken und löst ein Gefühl von Steifheit aus; mal kommt er wie angeflogen, ein anderes Mal entwickelt er sich langsam; mal wird er ausgelöst von einem Schnupfen, mal von körperlicher Überanstrengung oder seelischer Spannung. Jeder von uns also kann Kopfschmerzen in vielerlei Art und Ausprägung bekommen – abhängig auch von seiner augenblicklichen Befindlichkeit oder von anderen Begleitumständen.

Krankheitszeichen – Signale von Körper und Seele

Aus homöopathischer Sicht sind Krankheitszeichen nicht die Krankheit an sich, sondern werden nur durch sie verursacht. Die Krankheitsursache liegt tief in den Strukturen unseres Seins, sie ist verborgen hinter körperlichen und seelischen Krankheitszeichen. Wir sollten Krankheitszeichen als Signale verstehen,

Ganzheitliche Behandlung

Die homöopathische Behandlung ist ausgerichtet auf den ganzen Menschen, seine körperlichen und seine seelischen Eigenheiten, die stets betrachtet werden müssen als Einheit mit all ihren Wechselbeziehungen.

die Körper und Seele dann setzen, wenn irgendwo etwas nicht in Ordnung ist.
Samuel Hahnemann (1755 bis 1843), Begründer der Homöopathie, faßte dies alles in dem einfachen Satz zusammen: »Es gibt keine Krankheiten, nur Kranke.«

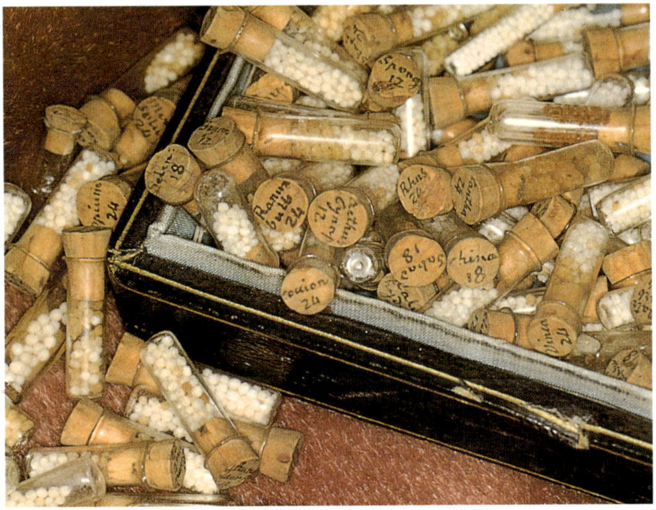

Es gibt über 1500 homöopathische Arzneimittel.

Ganzheitliche Wirkung

Homöopathika, stets unter dem Aspekt einer ganzheitlichen Behandlung eingenommen, setzen kleine Heilreize in unserem Organismus, der durch eben diese Reizwirkung angeregt wird, sich selbst zu heilen.
An einem einfachen Beispiel wird dies verständlich: In der Homöopathie gibt es nicht das Schmerzmittel; es gibt aber viele homöopathische Mittel, die die körperlichen und seelischen Störungen im gesamten Organismus, die zu Schmerzen führen, dauerhaft heilen können – und damit auch den Schmerz.

Wichtige Kriterien bei der Mittelwahl

Es ist für die Wahl des passenden Mittels unabdingbar, neben dem Leitsymptom auch den Wesenstyp, die Entwicklung der Krankheitszeichen, die augenblickliche Befindlichkeit und weitere Besonderheiten einzubeziehen.

Ähnliches möge Ähnliches heilen

Eine weitere Besonderheit der Homöopathie ist der Ähnlichkeitssatz. Hahnemann erklärt diese Grundregel

so: »Wähle, um sanft, dauerhaft und schnell zu heilen, in jedem Falle eine Arznei, welche ein ähnliches Leiden von sich erregen kann, als sie heilen soll.«
Es war, wie so oft in der Wissenschaft, der Zufall, der Hahnemann den Weg wies. Bei der Beschäftigung mit einem wissenschaftlichen Beitrag über die Chinarinde erschien ihm eine darin gemachte Aussage unrichtig. Um den fraglichen Punkt nachzuprüfen, unternahm er einen Arzneimittel-Selbstversuch – er nahm Chinarinde ein. Zu seinem Erstaunen stellte er fest, daß sich bei ihm jene Beschwerden einstellten, die mit Hilfe der Chinarinde kuriert wurden: Anfälle von Wechselfieber. Aus vielen weiteren Experimenten leitete Hahnemann den Ähnlichkeitssatz ab: »Similia similibus curentur = Ähnliches möge Ähnliches heilen«.

Der Begriff Homöopathie wird vom griechischen »homoion pathos = ähnliches Leiden« abgeleitet, von »allos = anders« der Begriff Allopathie

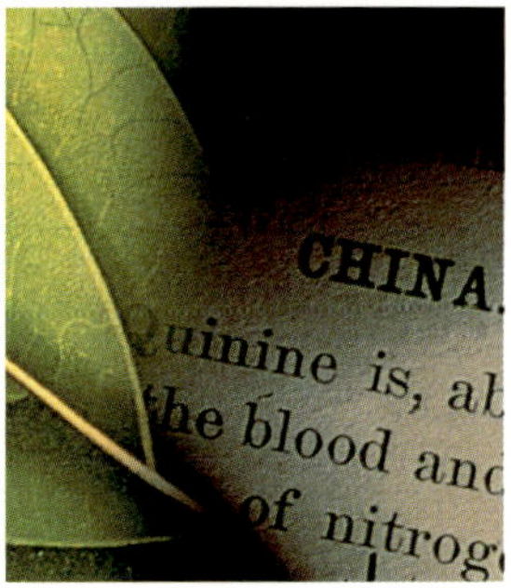

China – das Mittel mit dem Hahnemann seinen Selbstversuch gemacht hat.

Das Arzneimittelbild

In der Folge untersuchte Hahnemann nun an sich, an Freunden, an Bekannten unzählige Mittel pflanzlicher, tierischer und mineralischer Herkunft auf ihre Wirkung am gesunden Menschen. So schuf er durch Arzneimittelprüfungen die Arzneimittelbilder.

Arzneimittelbild = Summe der Krankheitszeichen

Von welcher Bedeutung es ist, alle vorhandenen Krankheitszeichen, aber auch die Wesenseigenheiten eines Menschen bei der Wahl des passenden Mittels einzubeziehen, läßt sich ebenfalls am Beispiel »Kopfschmerzen« erläutern:
Dumpfe, drückende Kopfschmerzen, bei denen der Patient das Gefühl hat, als sei ihm ein enges Band um den Kopf gelegt worden, die als

Intensive Beobachtung

Gründliche Beobachtung des Erkrankten ist unabdingbar. Denn um das geeignete Arzneimittel (Simile) zu finden, muß zum einen die Wirkung des Mittels mit den Beschwerden übereinstimmen, zum anderen muß aber auch das Wesen des Patienten zu dem ausgewählten Homöopathikum passen, der »Wesenstyp« muß übereinstimmen.

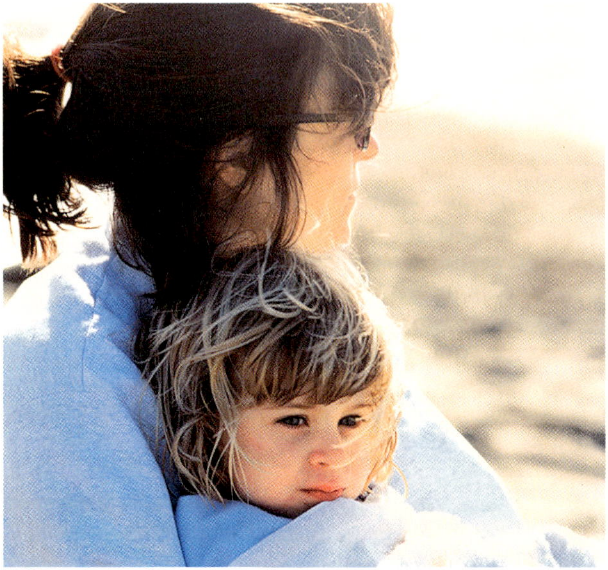

Homöopathische Mittel bringen sanfte Heilung auch bei Kindern – wenn die körperlichen und die seelischen Eigenheiten gleichermaßen berücksichtigt werden.

Schmerzen im Nacken beginnen und sich von dort aus über den ganzen Kopf oder über nur eine Kopfseite bis zu den Augen ziehen, die als besonders stark empfunden werden, wenn man sich in Gedanken mit ihnen beschäftigt, die sich nach einer Blasenentleerung bessern, die begleitet sind von einem Gefühl großer Erschöpfung und Müdigkeit, auch oft von Sehstörungen und Schwindelanfällen, vor allem bei Bewegung, und häufig nach großen Anstrengungen oder Aufregungen auftreten – diese besonderen Kopfschmerzen sind erfolgreich zu behandeln mit Gelsemium, dem Homöopathikum aus dem Falschen Jasmin, und nur mit diesem Mittel, weil es in seinem Arzneimittelbild zu den Krankheitszeichen paßt. Kopfschmerzen dagegen, wie sie nach zu reichlichem Genuß von Nikotin oder Alkohol auftreten können, vor allem bei Menschen mit aufbrausendem, reizbarem Temperament, bei »Manager-Typen«, die ständig unter Hochspannung stehen und den ganzen Tag über »gestreßt«, gehetzt und überarbeitet, vielleicht auch etwas jähzornig und streitsüchtig sind, die aber durchaus auch Phasen kennen, in denen sie sich niedergeschlagen, ängstlich und eher weinerlich fühlen – diese besonderen Kopfschmerzen des geschilderten Wesenstyps sind erfolgreich zu behandeln mit Nux vomica, dem Homöopathikum aus dem Samen des Brechnußbaums, und nur mit diesem Mittel, weil es in seinem Arzneimittelbild zu den Krankheitszeichen paßt.

Sanfte Heilung durch das passende Mittel

Körperliche und seelische Eigenheiten bestimmen die Mittelwahl.

Die Wahl des Mittels kann nur dann erfolgreich sein, wenn die körperlichen und die seelischen Eigenheiten eines Menschen gleichermaßen berücksichtigt werden – von der Entwicklung der Krankheitszeichen über

äußere Einflüsse, augenblickliche Befindlichkeit, oft bis hin zur Lebensgeschichte.
Durch das solcherart ausgewählte Arzneimittel, das Simile, werden die Abwehrmechanismen, wird die uns eigene Lebenskraft gestärkt und so in die Lage versetzt, die Krankheit zu besiegen. Das Homöopathikum beeinflußt die gestörte »Einheit Mensch«; schonend wirkt es auf gestörte Abläufe ein und vermag dennoch gezielt Heilreize zu setzen, weil es die Krankheitsursache behandelt und nicht allein die Krankheitszeichen.

Überzeugende Wirkung
Wer einmal die Wirkung eines homöopathischen Mittels an sich selbst erfahren hat, wird sich bei Beschwerden und Unpäßlichkeiten immer für die homöopathische Behandlung entscheiden.

Von der natürlichen Substanz zum Heilmittel

Im Deutschen Homöopathischen Arzneibuch (HAB) ist festgelegt, wie die Grundsubstanzen gewonnen und bereitet werden. Zu Homöopathika werden vor allem Pflanzen, aber auch Mineralien und Stoffe aus dem Tierreich verarbeitet. Während man pflanzliche und tierische Grundsubstanzen mit verdünntem Alkohol auszieht, werden die Stoffe aus dem Mineralreich – je nach Löslichkeit – in verdünntem Alkohol oder Wasser gelöst oder mit Milchzucker verrieben. So erhält man die Ursubstanz (ø).

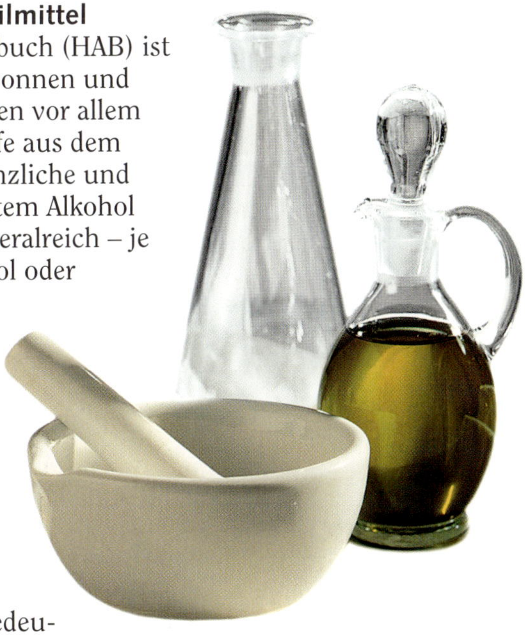

Mit Alkohol, Wasser oder Milchzucker wird aus natürlichen Substanzen die Ursubstanz gewonnen.

Die Potenzierung

Aus den Ursubstanzen werden durch »Potenzierung« nach den Vorschriften von Hahnemann die Dezimalpotenzen bereitet, die man zur homöopathischen Behandlung einsetzt.
Die Verarbeitung zu Dezimalpotenzen bedeutet in der Praxis: Ein Teil Ursubstanz (ø) wird mit neun Teilen Alkohol oder Wasser angeschüttelt oder mit neun Teilen Milchzucker verrieben. So wird aus der Ursubstanz (ø) die erste Dezimalpotenz = D 1. Ein Teil D 1 mit neun Teilen Alkohol, Wasser oder Milchzucker verarbeitet, ergibt die zweite Dezimalpotenz = D 2. Nach diesen Vorschriften werden alle weiteren Dezimalpotenzen bereitet.

Bei einer dynamisierenden, stufenweisen Verarbeitung der Ursubstanzen entstehen die Potenzen.

Verarbeitet man 1 Teil Ursubstanz mit 99 Teilen des Trägerstoffes, erhält man die Reihe der C-Potenzen. Ferner gibt es einige spezielle Verdünnungen, etwa die LM-Potenzen, deren Herstellung im Homöopathischen Arzneibuch genau festgelegt ist.
Die Potenzen werden also jeweils durch Verdünnung hergestellt, was den Schluß nahelegt, D 2 beispielsweise sei in der Wirkung schwächer als D 1. Das aber ist nicht der Fall. Hahnemann sagt dazu: »Man nennet

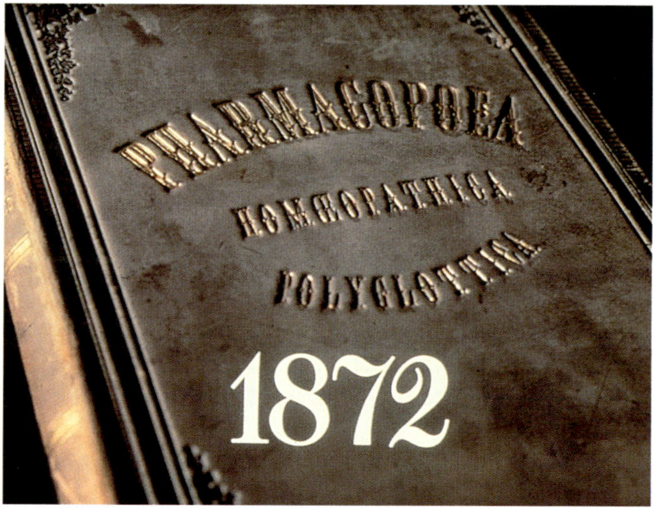

Eines der ersten Homöopathiebücher erschien 1872.

diese Bearbeitung Dynamisieren, Potenzieren (Arzneikraft-Entwicklung) und die Produkte Dynamisationen oder Potenzen in verschiedenen Graden.«
Nach Hahnemannscher Lehre wirkt nicht allein die in den einzelnen homöopathischen Mitteln vorhandene Grundsubstanz – sie ist verschwindend gering und läßt sich oft sogar mit empfindlichen Meßmethoden nicht mehr nachweisen –, es wirkt vielmehr die durch Potenzierung = Verstärkung entwickelte Arzneikraft. Der Unterschied zwischen den verschiedenen Potenzen läßt sich auch nicht mit den Begriffen »stärker« oder »schwächer« erklären. Die niedrigen Potenzen – etwa bis einschließlich D 6 – werden zur Behandlung akuter Erkrankungen, die nur einzelne Organe betreffen, eingesetzt, zum Beispiel Ohrentzündungen oder Übelkeit aufgrund eines verdorbenen Magens.

Die höheren Potenzen von D 30 bis etwa D 200 verwendet der Therapeut, wenn die Krankheit etwas mehr mit dem Wesen, der Persönlichkeit des Patienten verwoben ist, was zum Beispiel bei Hauterkrankungen oft der Fall ist. Je höher die Potenz ist, mit der behandelt wird, desto wichtiger ist es, daß die allgemeinen Charakteristika des Homöopathikums, festgehalten im Arzneimittelbild, mit jenen des Patienten übereinstimmen.

Homöopathika sind wirksam

Das ist das Besondere an Homöopathika: Ihre Wirkung läßt sich nicht allein auf das rein Stoffliche, das Meßbare, zurückführen. Daß Homöopathika wirksam sind und in welch erstaunlichem Maße sie helfen können, ist seit Hahnemanns Zeiten wieder und wieder bestätigt worden durch unzählig viele Menschen, die mit ihrer Hilfe gesund geworden sind.

Gifte als Heilmittel

Sie sollten sich im Wissen um die Wirksamkeit dieser Mittel auch dann nicht beirren lassen, wenn Sie ein Homöopathikum einnehmen, das aus einer giftigen Substanz, etwa Arsen oder Eisenhut (Aconitum), bereitet ist. Ob eine Substanz ihre möglicherweise giftige Wirkung entfaltet, hängt allein von der Menge ab, die dem Organismus verabreicht wird. Und die Menge der Grundsubstanz in Homöopathika ist, wie Sie bereits wissen, verschwindend gering. Solche giftigen Mittel sind deshalb auch bis zur Potenz D 4 verschreibungspflichtig.

»Die Dosis macht es, daß ein Ding kein Gift sey«, sagte Paracelsus über 250 Jahre vor Hahnemann.

Zubereitungsformen

Die homöopathischen Arzneimittel stehen in unterschiedlichen Zubereitungsformen zur Verfügung, als Tropfen, Tabletten, Globuli (Streukügelchen) oder Pulver. Eine Tablette entspricht 5 Globuli oder 5 Tropfen. Die Wirkung eines Mittels ist bei den verschiedenen Darreichungsformen gleich, so daß Sie wählen können, wie Sie die Arznei einnehmen wollen. Allerdings sollten Kinder keine Tropfen bekommen, da diese Alkohol enthalten.

Homöopathika gibt es als Tropfen, Tabletten und Globuli.

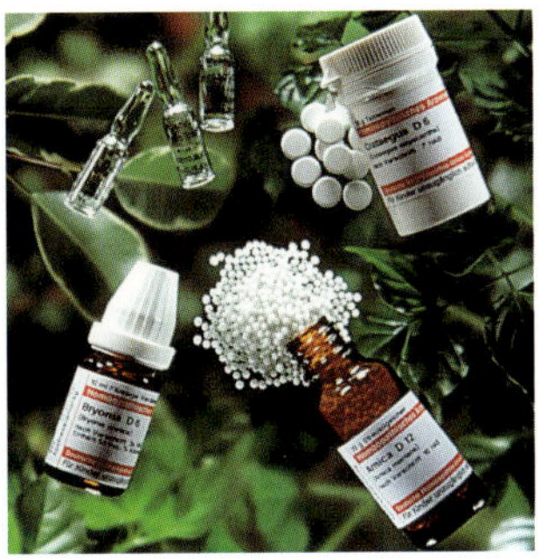

Behandlung – Schritt für Schritt

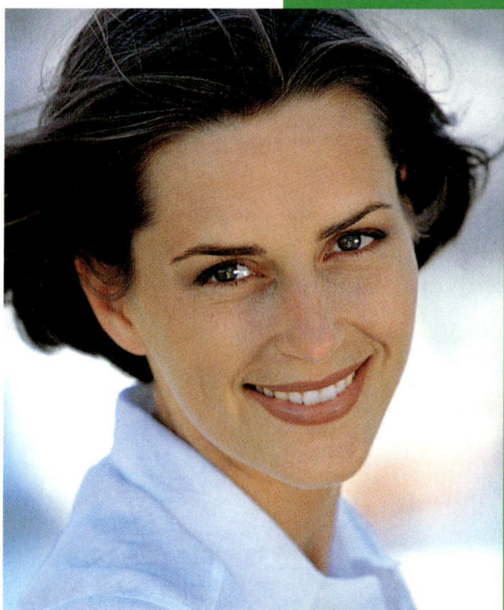

Eine homöopathische Arznei kann nur dann ihre volle Wirkung entfalten, wenn sie in allen Einzelheiten zu dem Patienten paßt. Das Mittel muß speziell für Sie geeignet sein, es muß zu Ihren Beschwerden und vor allem auch zu Ihrem Wesen passen. Ein Wegweiser führt Sie zu dem für Sie passenden Mittel, unter den ausführlich erläuterten »Mitteln von A bis Z« finden Sie dann Ihr Homöopathikum und erfahren, wie Sie es anwenden sollen.

So finden Sie zu Ihrem Mittel

Richten Sie sich nach Ihrem deutlichsten Symptom.

Bei der Auswahl des passenden Mittels wird Ihnen zunächst der Wegweiser (Seite 16) helfen, in dem all jene Krankheitszeichen und Erkrankungen mit ihren Besonderheiten aufgeführt sind, deren Behandlung mit den für dieses Buch ausgewählten Homöopathika möglich ist. So gehen Sie vor:

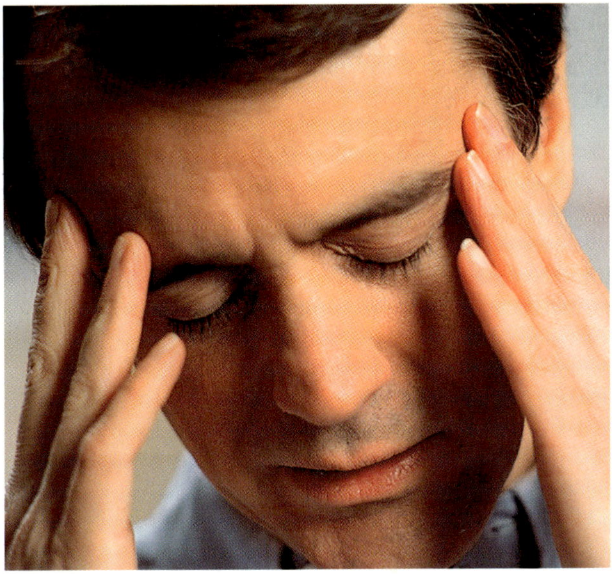

- Suchen Sie nach Ihrer deutlichsten Beschwerde, zum Beispiel »Kopfschmerzen«.
- Überprüfen Sie alle unter diesem Stichwort aufgeführten Besonderheiten, beispielsweise die verschiedenen Ausprägungen von Kopfschmerzen, und die Begleitsymptome.
- Wenn Sie glauben, Ihre Beschwerden gefunden zu haben, lesen Sie nach in der ausführlichen Beschreibung des angegebenen homöopathischen Mittels. Entscheiden Sie danach, ob dies das für Sie passende Mittel ist.

Lernen Sie Ihr Mittel kennen

Die ausgewählten Homöopathika (Seite 26 bis 93) sind in alphabetischer Reihenfolge vorgestellt. In jeder Beschreibung lernen Sie zunächst die Grundsubstanz des Mittels kennen, danach folgt die genaue Beschreibung des Wesenstyps, der auf das vorgestellte Mittel am besten anspricht.

TIP

Lesen Sie auch die Beschreibung des Wesenstyps vor Beginn der Behandlung aufmerksam durch, vergleichen Sie jeden der geschilderten Wesenszüge mit den Ihren.

Bei dem einen oder anderen Mittel finden sich Wesensdarstellungen, in denen sich mancher vielleicht nicht allzugern wiederfindet. Wenn Sie mit der »Gewissenserforschung« Schwierigkeiten haben, könnten Sie einen Ihnen vertrauten Menschen – Ihren Partner, Ihre Partnerin, Ihre Eltern, erwachsene Kinder – bitten, Ihnen dabei zu helfen. Natürlich stimmen niemals alle

Bitte beachten Sie
Die klare Trennung von Selbstbehandlung und ärztlicher Therapie wurde vorgenommen zum einen, um Ihnen die nötige Sicherheit bei der eigenverantwortlichen Selbstbehandlung zu vermitteln, zum anderen, weil sich hinter einigen Symptomen durchaus schwerere Krankheiten verbergen können, die nur vom Arzt zu diagnostizieren und zu therapieren sind.
Bessern sich Ihre unter »Selbstbehandlung« aufgeführten Beschwerden nicht, müssen Sie Ihren Arzt konsultieren.

geschilderten Züge mit Ihrem Wesen überein, mehrere wichtige Merkmale sollten aber schon zutreffen.
Die Anleitungen zur Behandlung sind unterteilt in
◆ leichtere Beschwerden, die Sie selbst behandeln können,
◆ Beschwerden, zu deren Behandlung Sie Ihren Arzt zu Rate ziehen müssen.
In beiden Fällen sind die Krankheitszeichen mit all ihren Besonderheiten ausführlich dargestellt, damit Sie schnell zu Ihren Beschwerden und den Anleitungen für die Anwendung des Mittels finden.
Zur Selbstbehandlung sind genaue Dosierungsvorschriften gemacht, an die Sie sich möglichst halten sollten. Für die ärztliche Therapie wird eine Dosierung vorgeschlagen.

Eine Wirkungsminderung der Mittel durch Gewöhnung ist nicht zu befürchten.

So wenden Sie Ihr Mittel richtig an
Alle empfohlenen homöopathischen Mittel bekommen Sie in der Apotheke. Bitte achten Sie darauf, daß Sie die angegebene Zubereitung – Tropfen, Tabletten, Gobuli (Streukügelchen) – in der richtigen Potenz kaufen, zum Beispiel D 4, D 6.
◆ Es ist ratsam, sofort nach dem Kauf entweder auf dem Etikett der Flasche oder einem angehängten Zettelchen den Namen des Patienten und seine Beschwerden zu notieren. Dann kann das Homöopathikum später wieder gezielt eingesetzt werden.
◆ Homöopathika sind, kühl (nicht im Kühlschrank) und vor direkter Lichteinwirkung geschützt aufbewahrt, jahrelang haltbar.
◆ Die Mittel werden, wenn in der Dosierungsvorschrift nicht anders angegeben, 1/2 Stunde vor dem Essen oder 3 Stunden nach dem Essen eingenommen. Tropfen werden am besten auf der Zunge vom Körper aufgenommen. Tabletten und Streukügelchen läßt man langsam im Mund zergehen.

TIP

Halten Sie sich bei der Anwendung genau an die angegebene Dosierung. Je höher die Potenz ist, desto seltener wird das Mittel eingenommen.

◆ Da homöopathische Tropfen Alkohol enthalten, gibt man Kindern Streukügelchen, die man für Kleinkinder und Säuglinge auch gut in Wasser auflösen kann. Tabletten können zerdrückt gegeben werden.

Die Behandlung soll bis zur Gesundung durchgeführt werden.

◆ Mittel, die über mehrere Wochen anzuwenden sind, oder Mittel, die in hohen Potenzen (D 12 und höher) dosiert werden, müssen sehr gut auf die Persönlichkeit des Patienten abgestimmt sein. Bei einer Änderung der Beschwerden muß auf ein anderes Mittel übergegangen werden. Die Wahl auch des neuen Mittels nehmen Sie bitte ebenfalls über den Wegweiser vor (Seite 16).

◆ Zeigt sich innerhalb von einigen Tagen nach Behandlungsbeginn keine Reaktion, muß über den Wegweiser ein anderes Mittel ausgewählt werden.

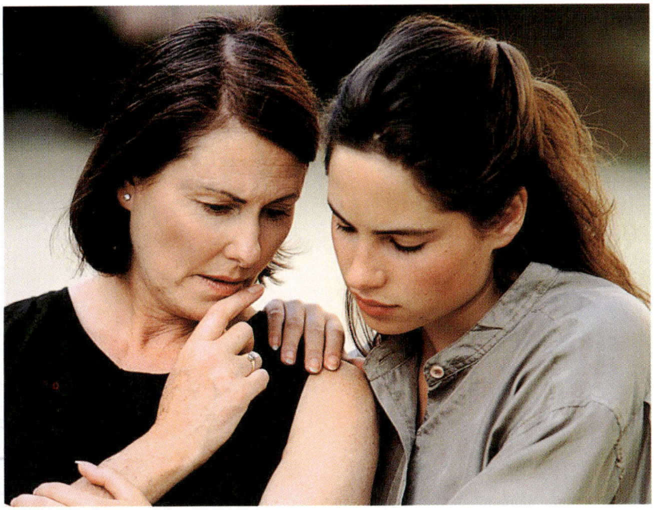

Lassen Sie sich bei der Auswahl des Mittels von einem Ihnen vertrauten Menschen helfen.

◆ Ändert sich während der homöopathischen Behandlung die Stimmungslage des Patienten, ist dies sorgsam zu beachten. War es eine positive Veränderung, ist beispielsweise ein vorher niedergeschlagener Patient fröhlich geworden, so ist man mit dem Mittel wohl auf dem rechten Weg. Hat sich dagegen eine Änderung zum Negativen eingestellt, sollte man eventuell aufgrund der »neuen« Wesenszüge über den Wegweiser ein anderes Homöopathikum auswählen.

Auch an der Stimmung können Sie die Wirkung des Mittels erkennen.

◆ Homöopathika zusammen mit anderen Medikamenten einzunehmen, ist in der Regel unzweckmäßig.

Handelt es sich dabei um eine ärztlich verordnete Medikation, muß der behandelnde Arzt gefragt werden, was zu tun ist.

◆ Während der Behandlung mit einem homöopathischen Mittel sollten Sie möglichst auch auf Reizmittel wie Kaffee, Schwarzen Tee, Alkohol, Nikotin verzichten. Sogar durch Süßigkeiten (Schokolade, Pralinen, Kuchen) kann eine Art »Gegenreiz« hervorgerufen werden, der die Wirkung des Homöopathikums abschwächt oder gar aufhebt. Insbesondere Pfefferminze und alle intensiv schmeckenden Dinge, wie zum Beispiel Gewürze, sollten Sie während einer homöopathischen Therapie nicht zu sich nehmen. Es gibt deshalb extra mentholfreie Zahnpasten.

Heftige Anfangsreaktionen

Erschrecken Sie nicht bei einer Erstverschlimmerung! Sie kann ein gutes Zeichen sein.

Es ist möglich, daß sich in den ersten Tagen der Behandlung mit einem Homöopathikum die Beschwerden verschlimmern. Im homöopathischen Sprachgebrauch »Erstverschlimmerung« genannt, gilt dies als Hinweis darauf, daß es sich um das passende Mittel handelt. Wenn Sie das Homöopathikum für etwa drei Tage absetzen, verschwindet dieses Phänomen wieder. Nach der Einnahmepause behandeln Sie weiter mit demselben Mittel, nehmen es aber seltener ein. Haben Sie beispielsweise 3mal täglich 5 Tropfen eingenommen, reduzieren Sie auf 2mal täglich 5 Tropfen.

Wegweiser zum passenden Mittel

»Mittel von A bis Z«: Seite 26 bis 93

Die Beschwerden sind in diesem Wegweiser in alphabetischer Reihenfolge aufgeführt, um Ihnen das schnelle Auffinden des passenden Mittels zu ermöglichen. Bevor Sie mit der Behandlung beginnen, lesen Sie sich die Beschreibung des homöopathischen Mittels Ihrer Wahl bitte genau durch. Für den Erfolg der Behandlung von Bedeutung sind sowohl die Ausführungen über den Wesenstyp des Mittels als auch die genauen Erläuterungen der Beschwerden. Erst wenn Sie Entsprechungen in Ihrem Wesen und in Ihrem Befinden erkennen können, beginnen Sie mit der Behandlung.

Wegweiser zum passenden Mittel

Abmagerung	bei Belastung und Krankheit	Arsenicum album
Akne	mit Juckreiz und Brennen	Hepar sulfuris
	bei eitriger, unreiner, schlecht durchbluteter Haut	Sulfur
Allergie	bei juckenden Ausschlägen, Heuschnupfen,	Apis
	Heuschnupfen	Gelsemium
Angst	mit Schlaflosigkeit; bei nächtlichen Herzanfällen	Aconitum
	vor Prüfungen	Argentum nitricum
	bei starken Hustenanfällen; mit Magenschmerzen	Arsenicum album
	bei einer fiebrigen Erkrankung	Belladonna
	einer Aufgabe nicht gewachsen zu sein	Bryonia
	bei unruhigen Kindern; mit Atemnot und Herzklopfen	Calcium carbonicum
	bei unzufriedenen, quengeligen Kindern	Chamomilla
	bei krampfartigem Erkältungshusten	Drosera
	Gefühl, »das Herz bliebe stehen«	Gelsemium
	phasenweise, bei sonst jähzornigen Patienten	Nux vomica
	bei mangelndem Selbstbewußtsein	Pulsatilla
	mit Ruhelosigkeit und schlechten Träumen	Rhus toxicodendron
	vor einem Mißerfolg	Silicea
Arterienverkalkung	zur Linderung der Beschwerden	Arnica
Appetitlosigkeit	bei Krankheiten; mit starker Schwäche	Arsenicum album
	bei Kindern	Calcium carbonicum
	mit Magenbeschwerden; bei Stress	Nux vomica
	mit Verstopfung; bei großem Hunger	Silicea
Asthma	mit heftigen Hustenattacken und Angst	Arsenicum album
	mit Erbrechen bei den Hustenanfällen	Drosera
	mit rasselndem Geräusch in der Brust	Ipecacuanha
Augen-beschwerden	bei Überanstrengung der Augen	Phosphorus
Augen-entzündung	durch Zugluft oder kalten Wind	Aconitum
	mit starker Rötung bei ausgetrocknetem Auge	Belladonna
	mit Fremdkörpergefühl; Verkleben der Lider	Calcium carbonicum
	eitrige Lidrand- und Bindehautentzündung;	Hepar sulfuris
	Gerstenkorn mit Sandkorngefühl	Mercurius solubilis
	Brennen, tränende Augen; Gerstenkorn; bei Masern	Pulsatilla
	Hagelkörner, Gerstenkörner zum Abheilen	Silicea
	chronische Augen/Lidrandentzündungen; Gerstenkorn	Sulfur
Bauch-speicheldrüse	zur unterstützenden Behandlung bei Entzündungen	Phosphorus
Blähungen	übelriechend; mit stark aufgetriebenem Bauch	Argentum nitricum
	mit Durchfall, der nachts unwillkürlich abgeht	Arnica
	»Einschnürungsgefühl«; bei gespannter Bauchdecke	Chamomilla
	mit schwächenden Durchfällen	Phosphorus

Blasen-entzündung	bei Verstopfung und Appetitlosigkeit	Silicea
	bei raschem Fieberanstieg; durch Unterkühlung	Aconitum
	mit brennendem Schmerz beim Wasserlassen	Apis
	mit Splittergefühl	Argentum nitricum
	mit Fieber, Unruhe, Schwitzen	Belladonna
Blutdruck, hoher	zur Linderung der Beschwerden	Arnica
Bluterguß	zur Beschleunigung der Resorption	Arnica
Bronchitis	bei Husten mit Erstickungsangst	Arsenicum album
	zur Linderung von quälenden Hustenanfällen	Drosera
	bei Hustenanfällen mit Erbrechen	Ipecacuanha
	mit Rasseln in den Bronchien	Silicea
Dickdarm-entzündung	heftige, schleimige, teils blutige Stühle	Mercurius solubilis
Durchfall	bei Prüfungsangst	Argentum nitricum
	bei Kolikschmerzen; Blähungen	Arnica
	wäßrige Stühle mit großer Erschöpfung	Arsenicum album
	mit Bauchschmerzen	Belladonna
	in den Morgenstunden	Bryonia
	nach einer großen Belastung	Hepar sulfuris
	mit Übelkeit und Brechreiz	Ipecacuanha
	schleimige Stühle machen den After wund	Mercurius solubilis
	schmerzlos; sehr schwächend; fetthaltig; mit Blähungen	Phosphorus
	mit ständigem, großem Durst und belegter Zunge	Rhus toxicodendron
	früh am Morgen, später (11 Uhr) flaues Gefühl im Magen	Sulfur
Ekzem	brennend, juckend, allergisch	Apis
	mit Juckreiz und Brennen; Kühlung tut gut	Arsenicum album
	unheilsame Haut; brennend, nässend	Calcium carbonicum
	eitige Entzündungen; unheilsame Haut	Hepar sulfuris
	entzündlich; bei drohender Eiterung; schlecht heilend	Mercurius solubilis
	Bläschen und Quaddelbildung; schlecht heilend	Rhus toxicodendron
	eitrig, furunkulös	Silicea
	bei trockener, rauher Haut, die Wasser nicht verträgt, Jucken	Sulfur
Erkältung	rascher Fieberanstieg; große Erregung	Aconitum
	stark geschwollene, wunde Schleimhäute	Apis
	Fließschnupfen; heftige Hustenattacken	Arsenicum album
	Anfangsstadium mit trockenen Schleimhäuten;	Belladonna
	Kitzelhusten, beginnender Fließschnupfen	Belladonna
	harter Husten; stechende Schmerzen; Halsschmerzen	Bryonia
	bei feuchtkalter Witterung; verstopfte Nase; Husten	Calcium carbonicum
	bei unruhigen Patienten; mit Hüsteln, Räuspern	Chamomilla
	bei apathischen Patienten; Sommergrippe	Gelsemium
	Splittergefühl im Hals; Heiserkeit	Hepar sulfuris
	verstopfte, wunde Nase; brennender Halsschmerz	Phosphorus
	häufige Erkältung mit scharfem Nasensekret	Silicea
	bei verschleppter, nicht ausgeheilter Erkrankung	Sulfur

Erschöpfung	mit Schwindelgefühlen; Zittrigkeit; Migräne	Argentum nitricum
	nach Überanstrengung; bei schmerzenden Gliedern	Arnica
	bei (chronischen) Krankheiten	Arsenicum album
	mit Benommenheit; schweren Gliedern	Gelsemium
	Müdigkeit; Schwindel; Schlaflosigkeit; Nervosität	Phosphorus
	bei Überforderung	Silicea
	in der Rekonvaleszenz	Sulfur
Fieber	schnell, hoch ansteigend; mit Schüttelfrost; Unruhe	Aconitum
	bei Schweißbildung; wenn Krankheit schon lokalisiert	Belladonna
	beim Zahnen	Chamomilla
	bei Sommergrippe; Kopfschmerzen; Zerschlagenheit	Gelsemium
Furunkel	mit brennenden Schmerzen	Apis
	schmerzhaft; immer wiederkehrend; Rötung; Juckreiz	Arnica
	quälender Juckreiz; Brennen; Kühlung angenehm	Arsenicum album
	mit Eiter; berührungsempfindlich	Hepar sulfuris
	bei dauerhaft entzündeter Haut; drohender Eiterung	Mercurius solubilis
	eitrig; schlecht heilend	Silicea
	bei unreiner Haut; eiternd und entzündet	Sulfur
Galle-/ Leberleiden	mangelnde Verdauungsarbeit; bitterer Geschmack	Bryonia
	mit Völlegefühl; Sodbrennen; saurem Aufstoßen	Sulfur
Gelenk- schmerzen	mit Schwellungen; stechende Schmerzen	Apis
	nach Überanstrengung	Arnica
	von Gelenk zu Gelenk springend; Muskelkrämpfe	Belladonna
	plötzlich auftretend; mit Schwellung	Bryonia
	nach Aufenthalt im Naßkalten	Mercurius solubilis
	stechende Schmerzen mit Kraftlosigkeit	Phosphorus
	Besserung bei Bewegung; reißender Schmerz	Pulsatilla
	mit starkem Schmerz; Schmerz bei Bewegungsbeginn	Rhus toxicodendron
	bei Muskel- und Bindegewebsschwäche	Silicea
	mit Bewegungseinschränkung; Gliederzucken	Sulfur
grippaler Infekt	erste Phase mit starkem Fieberanstieg; durch kalte Luft	Aconitum
	Fieber mit Schwitzen; betroffene Organe gerötet	Belladonna
	mit krampfhaftem, hartem Husten; stechenden Schmerzen	Bryonia
	mit Erschöpfung, Benommenheit; bei Sommergrippe	Gelsemium
	verschleppte Erkältung	Sulfur
Haar/Nagel- wachstum	weiche, spröde, rissige Nägel	Silicea
Hämorrhoiden	mit Verstopfung; Darmmuskulatur verkrampft	Nux vomica
	mit Brennen und Juckreiz	Sulfur
Hals- entzündung	ausgetrockneter Hals, »wie zugeschnürt«	Apis
	Heiserkeit; bei starker Beanspruchung der Stimme	Argentum nitricum
	Heiserkeit mit Brennen; viel Durst	Arsenicum album
	trockene, gerötete Schleimhäute; geschwollene Mandeln	Belladonna
	mit hartem Husten und stechenden Schmerzen	Bryonia
	geschwollene, gerötete Mandeln	Calcium carbonicum

Halsentzündung	mit Räuspern, Hüsteln; Unruhe	Chamomilla
	bei Sommergrippe; mit Benommenheit	Gelsemium
	mit Splittergefühl; Heiserkeit; leiser Stimme	Hepar sulfuris
	bei übermäßiger Speichelproduktion	Mercurius solubilis
	mit brennendem Schmerz	Phosphorus
	bei Masern als Begleittherapie	Pulsatilla
	»Gefühl, als ob ein Haar in die Luftröhre hinge«	Silicea
	bei verschleppter Erkältung	Sulfur
Herzbeschwerden	Rhythmusstörungen; besonders nachts; mit Angstgefühl	Aconitum
	Herzjagen; durch Aufregung	Argentum nitricum
	Beklemmung; als Folge von Arterienverkalkung	Arnica
	mit Kurzatmigkeit und Angst	Calcium carbonicum
	nach Anstrengungen; Rhythmusstörungen	Gelsemium
	mit Zittrigkeit; Nervosität	Phosphorus
	nachts; starker Druck liegt auf der Brust	Sulfur
Heuschnupfen	ausgetrocknete, verstopfte Nase	Apis
	scharfes, dünnflüssiges Sekret	Gelsemium
Hexenschuß	nach Überanstrengung	Arnica
	schlimmer im Liegen	Nux vomica
Hörbeschwerden	als Folge von Arteriosklerose oder hohem Blutdruck	Arnica
	bei Entzündungen	Belladonna
	bei einem Ohrenkatarrh	Calcium carbonicum
	Schwerhörigkeit bei Entzündung	Mercurius solubilis
	Rauschen, Brummen, Pfeifen, Echo	Phosphorus
	chronische Mittelohrentzündung, Klingeln, Rauschen	Pulsatilla
	Ohrensausen, Schwerhörigkeit durch Arteriosklerose	Silicea
Hitzewallungen	als Folge von Arteriosklerose oder hohem Blutdruck	Arnica
	in den Wechseljahren	Sulfur
Husten	mit plötzlichem hohem Fieber; heiser und trocken	Aconitum
	mit Heiserkeit; quälender Kitzelhusten	Argentum nitricum
	heftige Hustenanfälle mit Erstickungsangst	Arsenicum album
	mit Kitzelgefühl in der Kehle; »heiseres Bellen«	Belladonna
	kramphafter, harter Husten;stechender Brustschmerz	Bryonia
	durch Einatmen oder Essen; gelblicher, süßlicher Schleim	Calcium carbonicum
	beim Zahnen; ständiger Kitzel im Hals	Chamomilla
	mit quälenden, krampfartigen Anfällen; Keuchhusten	Drosera
	mit Benommenheit; bei Sommergrippe	Gelsemium
	festsitzender Schleim; mit wunder Kehle	Hepar sulfuris
	mit Erbrechen; bei Keuchhusten	Ipecacuanha
	trockener Husten; festsitzender Schleim	Mercurius solubilis
	zäher Schleim	Phosphorus
	Begleittherapie bei Masern	Pulsatilla
	mit Räuspern und Hüsteln; gelblicher Schleim	Silicea
	verschleppte Erkältung; zäher, übelriechender Schleim	Sulfur
Insektenstiche	auch bei allergischer Reaktion	Apis

Kater-beschwerden	nach übermäßigem Alkohol- oder Nikotingenuß	Nux vomica
Kopfschmerzen	bei einem Sonnenstich	Aconitum
	durch Nasennebenhöhlenvereiterung	Argentum nitricum
	als Folge von Arteriosklerose oder hohem Blutdruck	Arnica
	klopfender Schmerz	Belladonna
	morgens; schwerer Kopf; klopfender, berstender Schmerz	Bryonia
	drückender Schmerz; heißer, hochroter Kopf	Chamomilla
	dumpfe Kopfschmerzen; »Bandgefühl« vom Nacken aus	Gelsemium
	nach großer Belastung .	Gelsemium
	regelmäßig wiederkehrend; mit Übelkeit	Ipecacuanha
	bei Katerbeschwerden	Nux vomica
	bei Nervosität; durch große, geistige Anstrengungen	Phosphorus
	ziehend, reißend; »Gefühl des Zerplatzens«	Rhus toxicodendron
	durch Hitzewallungen	Sulfur
Krankheits-anfälligkeit	in feuchtkalter Umgebung	Calcium carbonicum
	Haut ist unheilsam	Hepar sulfuris
	bei Kindern, die häufig krank sind	Silicea
	Verletzungen eitern leicht	Sulfur
Lampenfieber	vor Prüfungen, Auftritten jeder Art	Argentum nitricum
Leberleiden	mit Völlegefühl und weiß belegter Zunge	Bryonia
	zur unterstützenden Behandlung	Phosphorus
	zur Förderung der Entgiftung	Sulfur
Lungen-emphysem	mit zähem, fadenziehendem Sekret	Drosera
Magen/Darm-beschwerden	Magenkrämpfe; Durchfall aus Nervosität;	Argentum nitricum
	Splitterschmerz; mit Blähungen	Argentum nitricum
	krampfartige Kolikschmerzen mit Aufstoßen	Arnica
	brennende Magenschmerzen; druckempfindlich	Arsenicum album
	plötzlich auftretend; periodisch wiederkehrende Krämpfe	Belladonna
	stechend, brennend; mit Verstopfung	Bryonia
	Magendrücken; krampfartiger Schmerz	Calcium carbonicum
	Koliken nach dem Essen	Chamomilla
	Magenkrämpfe nach Anstrengungen	Gelsemium
	nagend; schmerzhaftes Hungergefühl	Hepar sulfuris
	mit Übelkeit nach zu reichlichem Essen	Ipecacuanha
	Magenschleimhautentzündung mit Brennen, Übelkeit	Mercurius solubilis
	Sodbrennen; Aufstoßen; Kater- und Stressbeschwerden	Nux vomica
	nagende Schmerzen bei leerem Magen	Phosphorus
	mit Völlegefühl; pappige Zunge	Pulsatilla
	hochrot, geschwollen	Apis
Mandel-entzündung	großer Durst; »Hals wie zugeschnürt«	Belladonna
	bei feuchtkaltem Wetter; mit Lymphdrüsenschwellung	Calcium carbonicum
	mit Splittergefühl	Hepar sulfuris
	mit heftigen Schluckbeschwerden	Mercurius solubilis

Masern	bessert Befinden des Patienten	Belladonna
	zur unterstützenden Behandlung	Pulsatilla
Migräne	halbseitig, bohrend; »Gefühl, Kopf sei vergrößert«	Argentum nitricum
	Schwindel; empfindlich bei Geräusch, Licht, Erschütterung	Belladonna
	mit Schwindel und Sehstörungen	Gelsemium
	in regelmäßigen Abständen;mit Übelkeit	Ipecacuanha
	»Gefühl, Kopf zerplatzt«; rotes, heißes Gesicht	Silicea
Mundent-zündungen	mit schwammigen Schwellungen; starke Speichelbildung	Mercurius solubilis
	Zahnfleischblutungen; trockener Mund; Brennen	Phosphorus
	Entzündungen; Bläschen; Eiterungen; Schwellungen	Silicea
Mundgeruch	mit Aufstoßen und Blähungen	Arnica
	bei Parodontose	Mercurius solubilis
Muskelbe-schwerden	Muskelkater; Schmerz nach Überanstrengung	Arnica
	Muskelkrämpfe mit Gefühllosigkeit und Zittern	Arsenicum album
	plötzliche Muskelkrämpfe mit ziehenden Schmerzen	Belladonna
	Reißen und Ziehen, gefolgt von Gefühllosigkeit	Chamomilla
	»Schmerz, wie von einem elektrischen Schlag«; Zittrigkeit	Gelsemium
	bei naßkalter Witterung	Mercurius solubilis
	stechende, reißende Schmerzen, die ständig den Ort wechseln	Pulsatilla
	mit Bewegungseinschränkung	Rhus toxicodendron
	Schwäche des Bindegewebes und der Muskeln	Silicea
	Schmerzen mit Bewegungseinschränkung	Sulfur
Nacken-schmerzen	mit Halssteife; nach Durchnässung, Unterkühlung	Rhus toxicodendron
Nagelbett-eiterungen	während der Eiterung	Hepar sulfuris
	zur Abheilung der Eiterung	Silicea
	bei wiederholter Eiterung; schlechter Heilung	Sulfur
Narben-schmerzen	mit Anschwellung	Silicea
Nasenbluten	als Folge von hohem Blutdruck	Arnica
Nasenneben-höhlen-entzündung	mit Kopfschmerzen	Argentum nitricum
	chronisch; mit eitrigem Sekret	Hepar sulfuris
	mit hautreizendem Sekret	Mercurius solubilis
	mit Eiter im Sekret	Silicea
	zur Ausheilung einer chronischen Erkrankung	Sulfur
Nerven-schmerzen	Trigeminusneuralgie	Aconitum
	brennend; mit Gefühllosigkeit und Zittern	Arsenicum album
	beginnen und enden unerwartet; ziehend	Belladonna
	mit Unruhe, Reißen, Ziehen	Chamomilla
	Trigeminusneuralgie	Gelsemium
	mit Taubheit; Kribbeln	Rhus toxicodendron
	brennende, zuckende Schmerzen	Sulfur
Nervosität	Lampenfieber; Erwartungsangst	Argentum nitricum
	bei Kindern; bei Einschlafstörungen	Chamomilla
	Schwäche; Erschöpfung; Müdigkeit; Schlafstörungen	Phosphorus

Nervosität	aus Überforderung	Silicea
Neurodermitis	rauhe, trockene Haut, die Wasser nicht verträgt; Juckreiz	Sulfur
offene Beine	zur Unterstützung der Heilung, bei Juckreiz	Arsenicum album
	wenn Eiterung droht	Mercurius solubilis
	verschlechtert sich beim Herabhängenlassen des Beins	Pulsatilla
	bei eitriger Entzündung	Silicea
	mit Hitze- und Spannungsgefühl im Bein	Sulfur
Ohren-entzündung	rascher Fieberanstieg; stechender Schmerz	Aconitum
	reißende Schmerzen	Belladonna
	mit eitrigem Sekret im Ohr; Summen	Calcium carbonicum
	stechende Schmerzen, besonders nachts	Chamomilla
	im Stadium der Eiterung; Ohrgeräusche	Hepar sulfuris
	stechender Schmerz	Mercurius solubilis
	chronische Mittelohrentzündung; bei Masern	Pulsatilla
	chronische, eitrige Entzündungen	Silicea
Prostataleiden	langes Warten vor dem Wasserlassen	Hepar sulfuris
Pseudokrupp	unterstützende Behandlung	Hepar sulfuris
Quetschung	zur Unterstützung der Heilung	Arnica
Regelbe-schwerden	bei zu früher oder zu starker, hellroter Blutung	Belladonna
	krampfartige Schmerzen; dunkles Blut	Chamomilla
	unterdrückte Blutung; matt und erschöpft	Gelsemium
	verursachen Magenbeschwerden; Schwäche	Ipecacuanha
	bei schwacher, unregelmäßiger Blutung; Schweregefühl	Pulsatilla
	Gelenkschwellungen mit starkem, stechendem Schmerz	Apis
Rheuma	mit Gefühllosigkeit und Gliederschwäche	Arsenicum album
	akut; entzündlich; plötzlicher Beginn; Schwellung	Bryonia
	bei naßkaltem Wetter; Muskelschwäche; Gliederzittern	Mercurius solubilis
	reißende Schmerzen; wechseln ständig den Ort	Pulsatilla
	heftige Schmerzen mit Bewegungseinschränkung	Rhus toxicodendron
	chronisches Rheuma	Sulfur
Rücken-schmerzen	reißender, ziehender Schmerz durch kalten Luftzug	Aconitum
	ziehender Schmerz bei Menstruation	Belladonna
	bei schmerzhaften Verspannungen	Nux vomica
	Rücken läßt sich nicht mehr krümmen	Rhus toxicodendron
	im Stehen; beim Bücken; beim Atmen	Sulfur
Scharlach	zur unterstützenden Behandlung; bessert das Befinden	Belladonna
Schlafprobleme	Einschlafstörung durch innere Unruhe	Aconitum
	Einschlafstörung und unruhiger Schlaf mit Alpträumen	Belladonna
	Einschlafstörung wegen bevorstehender Aufgaben	Bryonia
	Kinder wachen nachts aus unruhigen Träumen auf	Calcium carbonicum
	bei übermüdeten Kindern, die nicht zur Ruhe kommen	Chamomilla
	bei nervöser Überreiztheit; Erschöpfung	Phosphorus
	mit starkem Schwitzen in der Nacht	Sulfur
Schnupfen	erste akute Phase mit wäßrigem Sekret, hohem Fieber	Aconitum
	geschwollene Schleimhäute verstopfen die Nase	Apis

Schnupfen	mit wundmachendem Sekret; Brennen in der Nase	Arsenicum album
	ausgetrocknete Schleimhäute; beginnende Sekretbildung	Belladonna
	mit laufender Nase und häufigem Niesen	Bryonia
	mit scharfem Sekret und Benommenheit; Sommergrippe	Gelsemium
	langwieriger Verlauf; dickes gelbes Sekret	Hepar sulfuris
	mit verstopfter Nase; viel wundmachendes Sekret	Mercurius solubilis
	mit ausgetrockneten, juckenden Schleimhäuten	Nux vomica
	mit wunder, verstopfter Nase; blutet beim Schneuzen	Phosphorus
	nicht akute Phase; mit übelriechendem Schleim	Pulsatilla
	bei häufiger Erkrankung; mit Borken in der Nase	Silicea
Schüttelfrost	mit großer Unruhe; Fieber steigt rasch auf hohe Werte	Aconitum
Schwäche	nach Überanstrengung mit schmerzenden Gliedern	Arnica
	bei Krankheiten; mit Appeteitlosigkeit und Angst	Arsenicum album
	mit Erschöpfung; schweren Gliedern; während der Regel	Gelsemium
	nach schweren Krankheiten, Anstrengungen; Nervosität	Phosphorus
	bei Gefühl der Überforderung	Silicea
	zur Rekonvaleszenz; mit Müdigkeit; Depression	Sulfur
Schwindel	bei zu niedrigem Blutdruck	Aconitum
	bei Migräne; mit Zittrigkeit; Benommenheit	Argentum nitricum
	bei Migräne; verschlimmert durch Licht	Belladonna
	mit Kopfschmerzen und rotem, heißen Gesicht	Bryonia
	bei Migräne; schlimmer bei Bewegung	Gelsemium
	bei Katerbeschwerden	Nux vomica
	mit Kreislaufstörung; nach Anstrengung; Altersschwindel	Phosphorus
	bei Migräne; »Gefühl, Kopf müsse zerplatzen«	Silicea
	mit Hitzewallungen in den Wechseljahren	Sulfur
Sodbrennen	mit saurem Aufstoßen und bitterem Geschmack im Mund	Calcium carbonicum
	bei hektischer Lebensführung und Stress	Nux vomica
	nach Genuß von Süßigkeiten	Sulfur
Sommergrippe	mit Erkältungssymptomen	Gelsemium
	mit Magen/Darmbeschwerden	Ipecacuanha
Sonnenstich	mit Kopfschmerzen und erhitztem Gesicht	Aconitum
Staublunge	mit viel fädenziehendem Sekret	Drosera
Trigeminus-neuralgie	durch Zugluft; mit Kribbeln; Taubheitsgefühl	Aconitum
	mit ziehendem Schmerz; Zuckungen	Gelsemium
Übelkeit	sehr heftig; mit großem Durst; Ekel vor Speisen	Arsenicum album
Unruhe	bei Fieber; Erkältungen von Kindern; Herzproblemen	Aconitum
	bei Nervenschmerzen und rheumatischen Beschwerden	Arsenicum album
	bei allen Erkrankungen; vor allem bei Neuralgien	Belladonna
	Einschlafprobleme; unruhiger Schlaf	Bryonia
	im Schlaf bei Kindern	Calcium carbonicum
	bei übermüdeten Kindern; bei Erkältungen	Chamomilla
	mit Magen- und Darmbeschwerden	Nux vomica
	mit nervöser Überreiztheit; Erschöpfung; Müdigkeit	Phosphorus

Übelkeit und Erbrechen	plötzliches Brechwürgen, mit Magenkrämpfen	Belladonna
	sauer riechend, mit Sodbrennen	Calcium carbonicum
	beim Husten	Drosera
	Unverdaulichkeit; Appetit auf Saures /Scharfes	Hepar sulfuris
	nach zu reichhaltigem, fettem Essen; Ekel vor Essen	Ipecacuanha
	1 bis 2 Stunden nach dem Essen; bei hektischem Leben	Nux vomica
	kalte Getränke werden erbrochen, nagende Schmerzen	Phosphorus
	nach fettem Essen, mit Aufstoßen	Pulsatilla
	bei Migräne mit Sehstörungen und Schwindel	Silicea
	mit Sodbrennen, nur kleine Portionen werden vertragen	Sulfur
Venenleiden	berührungsempfindliche Krampfadern	Arnica
	Entzündung; besonders schlimm in der Nacht	Mercurius solubilis
	verschlechtert sich beim Herabhängenlassen des Beins	Pulsatilla
	deutlich sichtbare gestaute Beinvenen	Sulfur
Verstauchung	zur Beschleunigung der Heilung	Arnica
Verstopfung	mit Bauchkrämpfen	Belladonna
	mit trockenem, hartem Stuhl	Bryonia
	durch krampfhafte Verspannung der Darmmuskulatur	Nux vomica
	in raschem Wechsel mit Durchfall	Pulsatilla
	mit Blähungen und Völlegefühl	Silicea
Wehen-schwäche	zur Unterstützung	Gelsemium
Zahnprobleme	Schmerzen bei einer fiebrigen Erkältung	Aconitum
	vor einer Zahnextraktion (Vorbehandlung)	Arnica
	bei Kindern mit verzögerter Zahnung und Knochenreife	Calcium carbonicum
	bei Zahnungsbeschwerden von Kindern	Chamomilla
	mit schwammigen Schwellungen des Zahnfleisches	Mercurius solubilis
	Zahnfleischbluten mit Mundtrockenheit und Brennen	Phosphorus
	bei häufigen Mundentzündungen; Zähne lockern sich	Silicea
Zittrigkeit	durch Lampenfieber; bei Überforderung	Argentum nitricum
	mit Nervenschmerzen und Gefühllosigkeit	Arsenicum album
	mit Muskelschwäche; schneidende Schmerzen	Gelsemium
	bei Kreislaufproblemen; mit Kraftlosigkeit	Phosphorus
	bei Bindegewebs- und Muskelschwäche	Silicea

Die Mittel von A bis Z

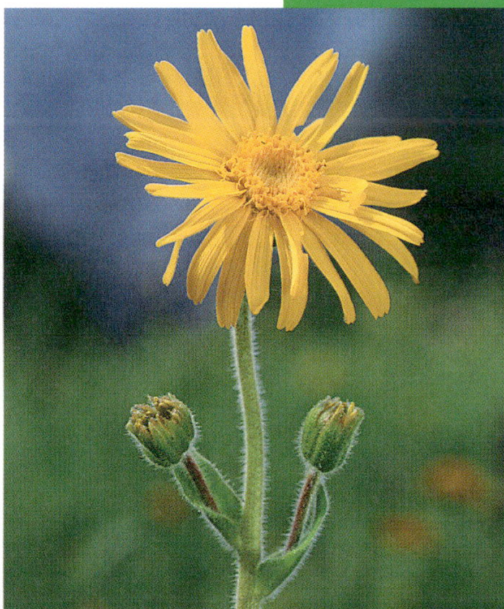

Homöopathika müssen sorgfältig ausgewählt werden – Beschwerdenbild und Wesenstyp des Patienten müssen bei der Mittelauswahl gleichermaßen berücksichtigt werden. Nur so wird der ganze Mensch in den Heilungsprozeß einbezogen, nur so können die Homöopathika ihre heilende Wirkung voll entfalten.
In diesem Kapitel finden Sie die Arzneimittelbilder in alphabetischer Reihenfolge – mit allen Erläuterungen, die Sie für die Behandlung brauchen.

Foto: Arnika (Arnica montana)

Aconitum – Gegen den ersten Fieberansturm einer Erkältung

Daraus wird dieses Homöopathikum bereitet

Eisenhut (Aconitum napellus) aus der Familie der Hahnenfußgewächse ist die giftigste der heimischen Pflanzen. Auch unter den Namen Giftkraut, Sturmhut, Fuchswurz, Wolfskraut kennt man ihn in den Gebirgsgegenden Mitteleuropas. Er wird bis über einen Meter hoch, sein aufrechter Stengel schließt ab mit einem ährenartigen Blütenstand, der tiefblaue, helmartige Blüten trägt. Er blüht, je nach Standort, von Juni bis September.
Das Homöopathikum Aconitum wird hergestellt aus der ganzen frischen Pflanze samt Wurzeln.

Hilft bei

- *Unruhe, Angst*
- *Fieber*
- *Erkältungen*
- *Einschlafproblemen*
- *Herzbeschwerden*
- *Nervenschmerzen*
- *Kopfschmerzen*

Diese Menschen sprechen auf Aconitum am besten an (Wesenstyp)

Sie sind aufgeregte und beunruhigte Patienten, die unter Angst, sogar unter Todesangst leiden. Nicht selten glaubt der Aconitum-Patient, sein Tod stünde unmittelbar bevor; gewöhnlich ist er fest davon überzeugt, daß er sich nie mehr von seiner Krankheit erholen werde. Ein Gefühl der Beklemmung treibt ihn um, läßt ihn keine Ruhe finden. Selbst im Bett ist er ständig in Bewegung und wälzt sich von einer Seite auf die andere. Auf Licht, Geräusche und sogar Gerüche reagiert er äußerst empfindlich. Auch Berührungen weicht er aus.

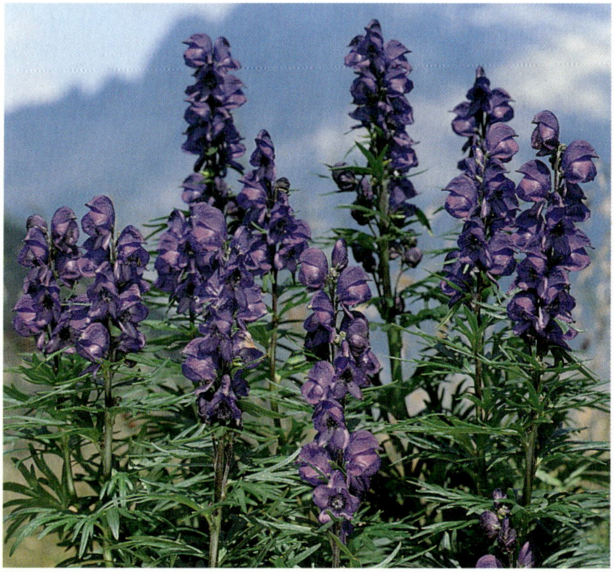

Aconitum (Eisenhut)

Leichtere Beschwerden, die Sie selbst behandeln können

◆ Für die erste stürmische Phase einer fiebrigen Erkrankung gilt Aconitum in der Homöopathie als das Mittel der Wahl. Wenn das Fieber binnen kurzer Zeit

auf sehr hohe Temperaturen ansteigt, der Kranke unter Schüttelfrost leidet, sich heiß und trocken anfühlt und sehr unruhig ist, dann ist dieses Homöopathikum angezeigt. Wichtig ist, daß noch keine Schweißabsonderung eingetreten ist.
Wenn Unruhe und trockenes, heftiges Fieber bestehen, ist es für die Anwendung von Aconitum zunächst nicht so bedeutsam, in welchem Organ sich die Erkrankung festgesetzt hat. Besonders wirkungsvoll ist eine Behandlung mit Aconitum grundsätzlich dann, wenn die zugrundeliegende Krankheit durch kalten Wind ausgelöst wurde. Wer sich zum Beispiel schweißgebadet der Zugluft ausgesetzt hat und einige Stunden später, meistens in der folgenden Nacht, die ersten Beschwerden spürt, ist »ein Fall« für Aconitum.
Das Gesicht des Patienten ist rot und aufgedunsen, weil sein Blut zum Kopf strömt; sein Puls ist gut zu spüren und wegen der erhöhten Herztätigkeit beschleunigt – der arterielle Kreislauf läuft also auf Hochtouren. Die Schleimhäute, insbesondere im Hals-Nasen-Bereich, sind gerötet und trocken, ebenso Gaumen und Zunge, weswegen der Kranke über einen ausgetrockneten Mund klagt und nach kalten Getränken verlangt.

Bitte beachten Sie
Patienten mit geschwächtem Herzen oder instabilem Kreislauf sollten vor einer Behandlung vorsichtshalber den Arzt aufsuchen. Auch wenn das Fieber nicht innerhalb eines Tages nach der Gabe von Aconitum zurückgegangen ist, muß ein Arzt konsultiert werden.

Das Ende der Aconitum-Behandlung
Wenn der Patient zu schwitzen beginnt, muß die Aconitumtherapie beendet werden, denn dann ist die erste, stürmische Fieberphase vorüber. Mit der Schweißbildung zeigt der Körper in der Regel an, daß ein weiterer Temperaturanstieg nicht mehr zu erwarten ist. Je nach Art und Lokalisation der Krankheit muß jetzt auf ein anderes Mittel, zum Beispiel Belladonna (Seite 42) oder Apis mellifica (Seite 31) übergegangen werden.

Dosierung: Halbstündlich bis stündlich 5 Globuli oder 1 Tablette Aconitum D 4.

Die Selbstbehandlung von Säuglingen und Kleinkindern muß vom Kinderarzt überwacht werden!

◆ Besonders gut bewährt hat sich Aconitum zur Behandlung von Erkältungskrankheiten bei Kindern. Wenn ein Kind plötzlich fiebert, unruhig und quengelig ist und mit hochrotem Gesicht darüber klagt,

ihm sei kalt, dann ist Aconitum angezeigt. In dieser Anfangsphase der Erkältung ist das Sekret der Nase noch dünn und wäßrig, der Husten hört sich heiser an und ist trocken.
Dosierung: Halbstündlich bis stündlich ältere Kinder 1 zerdrückte Tablette, Kleinkinder und Säuglinge 5 Globuli Aconitum D 4.

◆ Aufgrund ihrer inneren Unruhe können Aconitum-Patienten häufig schlecht einschlafen. Erregung, Ärger, Angst oder Unruhe halten sie wach und lassen sie nicht zur Ruhe kommen.
Dosierung: 5 Globuli oder 1 Tablette Aconitum D 6 täglich vor dem Zubettgehen.

Bei diesen Beschwerden müssen Sie Ihren Arzt zu Rate ziehen

◆ Zu den Erkältungskrankheiten, die den Patienten mit raschem Fieberanstieg und großer Erregung heimsuchen, zählen auch stechende Ohrenentzündungen, Augenentzündungen mit brennenden Schmerzen und Tränenfluß, Blasenentzündungen oder sogar Zahnschmerzen.
Dosierungsvorschlag: Halbstündlich bis stündlich 5 Globuli oder 1 Tablette Aconitum D 4.

◆ Auch Menschen, die unter funktionellen und organischen Störungen der Herzfunktion leiden, kann Aconitum helfen. Betroffen sind meist ältere Menschen mit geschwächtem Herz-Kreislauf-System, Frauen in den Wechseljahren und Patienten, die unter vegetativer Dystonie leiden.
Herzklopfen oder Herzrhythmusstörungen mit ängstlicher Erregung treten bevorzugt nachts auf oder verschlimmern sich in der Nacht und können sich bis zur Todesfurcht steigern. Diese Angst geht mit einem Beklemmungsgefühl in der Herzgegend einher, das dem Patienten zuweilen regelrecht den Atem nimmt, so daß er sich im Bett aufsetzen muß, um wieder Luft zu bekommen.
Herzstörungen, ausgelöst durch Schreck, gehören ebenso zum Einsatzgebiet von Aconitum wie Ohnmachtsneigung und Schwindel aufgrund eines zu niedrigen Blutdrucks. Auch eine Begleit-Therapie bei verschiedenen Entzündungen des Herzens und bei

Zum Arzt

Diese Erkrankungen werden oft durch kalten Wind oder Unterkühlung verursacht, ein Begleitumstand, der auf Aconitum hinweist.

Aconitum, wenn die körpereigenen Regulationsmechanismen aus dem Gleichgewicht geraten sind.

Durchblutungsstörungen des Herzmuskelgewebes ist erfolgreich.
Dosierungsvorschlag: 3mal täglich 5 Globuli oder 1 Tablette Aconitum D 6.

◆ Die Trigeminusneuralgie, die durch Zugluft oder Kälte ausgelöst werden kann, ist ein weiteres Einsatzgebiet von Aconitum. Zuerst entsteht ein Kribbeln im Gesicht, das allmählich übergeht in ein Taubheitsgefühl bis hinein in die Lippen. Schließlich kommt es zu brennenden, stechenden Schmerzattacken, die etwa eine Minute andauern. Sie können von Zuckungen der Gesichtsmuskulatur und Tränenfluß begleitet sein. Kalter Luftzug wird als äußerst unangenehm empfunden.

Die Beschwerden verschlimmern sich meist nachts.

Dosierungsvorschlag: Während der Schmerzattacken 1 Tablette oder 5 Tropfen Aconitum D 4, jeweils 3mal täglich, oder in stündlichem Abstand über den Tag nehmen; zur Dauertherapie 3mal täglich 5 Globuli oder 1 Tablette Aconitum D 6.

◆ Auch bei Nervenschmerzen in anderen Bereichen des Körpers, zum Beispiel im Rücken, kann Aconitum hilfreich sein, besonders dann, wenn die Gliederschmerzen durch kalten Luftzug verursacht wurden. Reißender, ziehender Schmerz, verbunden mit Taubheitsgefühl und Unbeweglichkeit (Steifheit) der betroffenen Körperstellen beeinträchtigen das Befinden. Der Kranke fühlt sich völlig zerschlagen und klagt darüber, daß er keine Kraft mehr in den Muskeln besitzt. Seine Haut ist heiß und trocken, gelegentlich tritt sogar Fieber auf. Mit dem ersten Schweißausbruch bessert sich sein Befinden meist schnell wieder.
Dosierungsvorschlag: Während der Schmerzattacken stündlich 1 Tablette oder 5 Tropfen Aconitum D 6; bei Besserung des Befindens 3mal täglich 5 Globuli oder 1 Tablette Aconitum D 6. Die Therapie mit Aconitum endet mit dem Einsetzen der Schweißbildung.

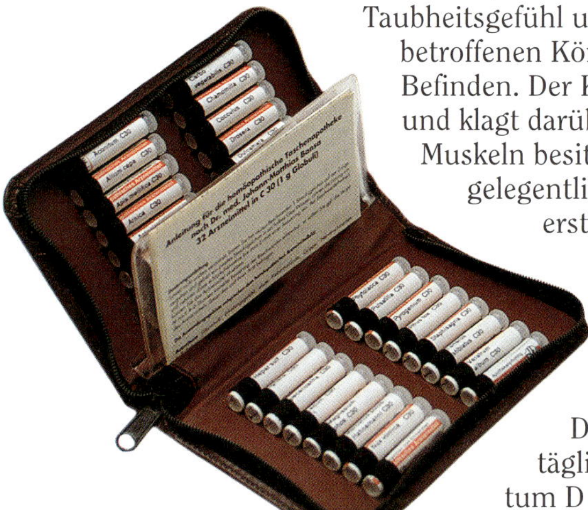

Taschenapotheke für die Reise

◆ Auch gegen Sonnenstich-Kopfschmerzen, wie sie nach zu langer oder zu intensiver Sonneneinstrahlung auftreten, wird Aconitum verwendet. Dabei ist der gesamte Kopfbereich erhitzt und stark gerötet. Der Kranke ist licht- und geräuschempfindlich und hat Schwindelgefühle, wenn er sich aufrichtet. Er muß sofort in den Schatten gebracht und kann dann mit Aconitum behandelt werden. Sicherheitshalber sollte immer ein Arzt hinzugezogen werden.
Eine vorbeugende Einnahme von Aconitum, um den Aufenthalt in der Sonne ohne nachteilige Folgen verlängern zu können, ist jedoch sinnlos; Aconitum hat keinerlei prophylaktische Wirkung!
Dosierung: Stündlich 5 Globuli Aconitum D 6.

TIP

Aconitum gehört in jede Reiseapotheke, insbesondere dann, wenn das Urlaubsziel im Süden liegt.

Apis mellifica – Wenn Schmerzen brennen und stechen

Daraus wird dieses Homöopathikum bereitet

Apis mellifica ist der zoologische Namen der Biene. Ihr Gift ist ein begehrtes Arzneimittel, aus dem man Einreibungen gegen rheumatische Schmerzen herstellt. Für die Grundsubstanz des Homöopathikums Apis mellifica nutzt man die ganze Honigbiene.

Hilft bei

- *Schnupfen*
- *Allergie*
- *Halsweh*
- *Rachenbeschwerden*
- *Mandelentzündung*
- *Blasenentzündung*
- *Rheumabeschwerden*
- *Hautausschlägen*
- *Insektenstichen*

Diese Menschen sprechen auf Apis mellifica am besten an (Wesenstyp)

Dieses Mittel hilft bei brennenden, stechenden Schmerzen, begleitet vom Anschwellen der betroffenen Stellen. Diese Symptome treten auch auf bei einem Bienenstich. Der Krankheitsherd darf weder berührt noch äußerlich mit Wärme behandelt werden, denn dadurch wird alles viel schlimmer. Besonders unwohl fühlen sich die Betroffenen in überheizten, stickigen Räumen; lange halten sie es dort nicht aus, sie fliehen ins Freie an die frische, kalte Luft, die ihnen

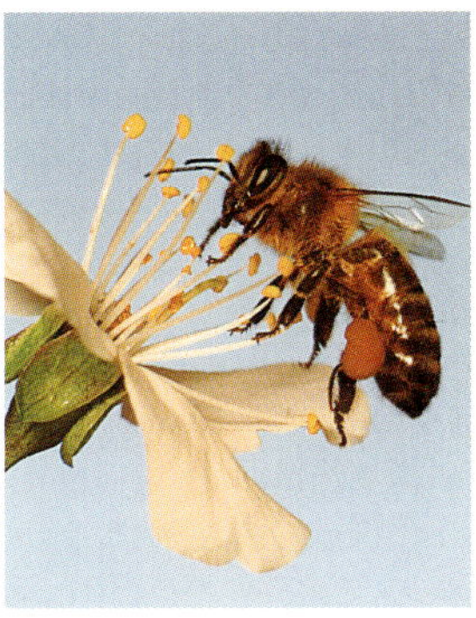

Apis mellifica (Biene)

TIP

Mit Apis kann man die Folgen eines Insektenstiches lindern. Dosierung: Stündlich 5 Tropfen Apis mellifica D 2, auch äußerlich anzuwenden.

Erleichterung verschafft. Menschen, die mit Allergien zu kämpfen haben – mit Heuschnupfen, Asthma, juckenden Hautausschlägen – kann mit Apis besonders gut geholfen werden.

Leichtere Beschwerden, die Sie selbst behandeln können

◆ Wenn die Schleimhäute in unserem Atmungstrakt anschwellen und schmerzen, hat uns meist eine Erkältung erwischt. Ein Schnupfen läßt sich mit Apis bekämpfen, wenn die stark geschwollenen Schleimhäute die Nase völlig verstopfen und dies vor allem, solange sich der Patient in warmen Räumen aufhält. Die Nasenschleimhäute sind ausgetrocknet und wund, was besonders beim Schneuzen schmerzhaft spürbar ist.
Dosierung: Zweistündlich 5 Globuli Apis mellifica D 4.

◆ Bei ausgetrockneten und somit gereizten Schleimhäuten in Hals und Rachen hilft Apis ebenfalls. Das Schlucken macht Mühe, denn die Kehle ist wie ausgedörrt. Zunge und Mundschleimhäute sind angeschwollen, trocken und dunkelrot, nur ein kleines Dreieck auf der Zungenspitze hat eine etwas hellere Farbe. Das Zäpfchen bekommt durch die Schwellung ein glasiges, unnatürlich »durchsichtiges« Aussehen.
Dosierung: Zweistündlich 5 Globuli Apis mellifica D 4.

Sogar das Atemholen ist oft erschwert, weil sich der Hals der Trockenheit wegen wie zugeschnürt anfühlt.

Zum Arzt

Bei diesen Beschwerden müssen Sie Ihren Arzt zu Rate ziehen

◆ Sind bei einer Erkältung auch die Mandeln betroffen, also hochrot und geschwollen, läßt sich Apis ebenfalls einsetzen.
Dosierungsvorschlag: Zweistündlich 5 Globuli Apis mellifica D 4.

◆ Blasenentzündungen mit brennendem Schmerz beim Wasserlassen können auch zusätzlich zu einer vom Arzt verordneten Medikation mit Apis behandelt werden. Die betroffenen Schleimhäute jucken und sind wund.
Dosierungsvorschlag: 3mal täglich 5 bis 10 Globuli Apis mellifica D 4.

◆ Apis hat sich sehr bewährt bei brennenden, juckenden Hautausschlägen. Die Patienten zieht es ständig zum kalten Wasser, mit dem sie die beißenden Haut-

stellen kühlen. Wärme und Berührung oder gar Druck auf die betroffenen Stellen sind ihnen unerträglich.
Diese Hautausschläge werden häufig durch allergische Reaktionen des Körpers hervorgerufen. Ihr Aussehen kann unterschiedlich sein: Bei einem Patienten zeigen sich blaßrote Blasen und Quaddeln, die sich gut von der umgebenden Haut abgrenzen, bei einem anderen kommt es zur großflächigen Anschwellung zum Beispiel des Unterarms oder gar des Gesichts.
Bei Gesichtsschwellungen muß man sehr vorsichtig sein, denn wenn dabei auch die Schleimhäute des Atemtraktes anschwellen, kann es zu Schwierigkeiten beim Atmen kommen, sogar zu Erstickungsanfällen.
Auch Furunkel und entzündete oder vereiterte Hautausschläge, die brennende Schmerzen verursachen, sprechen auf Apis gut an.
Dosierungsvorschlag: Bei großflächigen Schwellungen stündlich 5 Globuli Apis mellifica D 2; bei Quaddel- und Blasenbildung 3mal täglich 5 Globuli Apis mellifica D 6.

»Krankheiten des rheumatischen Formenkreises«
Dieser Begriff faßt eine Reihe von Krankheiten zusammen, die oft nur das eine gemeinsam haben: Sie sind schmerzhaft, greifen unseren Bewegungsapparat an und stören seine Funktion. Bei diesen Erkrankungen ist Apis dann geeignet, wenn es zu Schwellungen (meist an Gelenken) kommt, die starke, stechende Schmerzen verursachen. Dieses Mittel wirkt am besten bei Beschwerden, die schon länger in relativ unveränderter Stärke andauern. Dabei kann der eigentliche Krankheitsherd an Muskeln, Nerven oder Gelenken sitzen.
Dosierungsvorschlag: 3mal täglich 5 Globuli Apis mellifica D 6.

Argentum nitricum – Gegen Lampenfieber und Examensangst

Daraus wird dieses Homöopathikum bereitet

Silbernitrat ist der deutsche Name für diese chemische Substanz; es handelt sich um ein Salz aus metallischem Silber und Salpetersäure. Volkstümlich wird dieses kristalline Pulver, das sich an der Luft unter Lichteinwirkung rasch schwarz färbt, auch Höllenstein genannt.

Hilft bei

- *Lampenfieber*
- *Prüfungsangst*
- *Herzbeschwerden*
- *Migräne*
- *Nasennebenhöhlenvereiterung*
- *Magenschmerzen*
- *Blasenentzündung*

Diese Menschen sprechen auf Argentum nitricum am besten an (Wesenstyp)

Dieses Homöopathikum setzt man vornehmlich gegen solche Beschwerden ein, die durch Angst vor bevorstehenden Aufgaben hervorgerufen werden. Die Patienten sind meist nervös, überreizt und oft auch überarbeitet, sie geraten angesichts einer Belastung vollkommen aus dem Gleichgewicht.

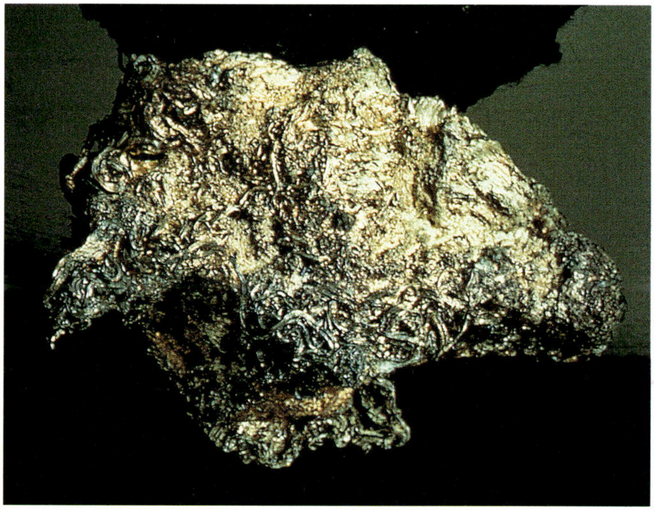

Argentum nitricum (Höllenstein)

Leichtere Beschwerden, die Sie selbst behandeln können

◆ Furcht vor einer Prüfung, Lampenfieber oder andere Formen der Erwartungsangst können unterschiedliche Beschwerden auslösen. Am häufigsten sind wohl Magenkrämpfe, Durchfall, Zittrigkeit und Herzklopfen. Oft ist die Leistungsfähigkeit, die gerade in solchen Situationen so nötig gebraucht würde, dadurch beeinträchtigt. Diese Beschwerden lassen sich mit Hilfe von Argentum nitricum häufig vermeiden.
Dosierung: Am besten bereits 4 Wochen vor dem Ereignis 2mal täglich 5 bis 10 Globuli Argentum nitricum D 12.

Höllensteinstifte werden zum Entfernen der Warzen bei Mensch und Tier verwendet.

◆ Sänger und Redner nutzen Argentum nitricum, um einer der von ihnen am meisten gefürchteten Berufskrankheiten, der Heiserkeit, zu begegnen. Die ständige starke Belastung des Sprechapparates führt oft zu

chronischen Halsentzündungen mit Stimmlosigkeit und quälendem Kitzelhusten.
Dosierung: 2- bis 3mal täglich 5 Tropfen Argentum nitricum D 6.

Zum Arzt

Bei diesen Beschwerden müssen Sie Ihren Arzt zu Rate ziehen

◆ Oft bedarf es nicht einmal wichtiger Prüfungen oder Auftritte vor einem großen Publikum, um einen Argentum nitricum-Patienten aus dem Tritt zu bringen. Viele, vor allem ältere Patienten reagieren bereits auf kleine Aufregungen oder geringe körperliche Anstrengungen mit Herzjagen, also sehr schnellem Herzklopfen. Je mehr sie dabei an ihr Herz denken und sich Sorgen machen, desto schlimmer werden die Beschwerden. Besserung wird oft dadurch erreicht, daß sich die Betroffenen an die frische Luft begeben oder hinlegen – und zwar auf die linke Körperseite.
Dosierungsvorschlag: 2mal täglich 5 Globuli Argentum nitricum D 12.

Erschöpfung mit Schwindelgefühlen, Zittrigkeit und Benommenheit bereiten diesen Patienten zusätzliche Probleme.

◆ Auch bei Anfällen halbseitiger Migräne mit bohrendem und klopfendem Schmerz hilft Argentum nitricum. Die Patienten berichten über das merkwürdige Gefühl, ihr Kopf sei vergrößert, und der Schmerz bessere sich, wenn sie sich ein Tuch fest um den Kopf binden würden.
Die Patienten wirken abgezehrt, überarbeitet und klagen darüber, daß sie durch ständige Überbeanspruchungen im Beruf oder durch die Familie überreizt und nervös seien. An der frischen Luft und bei Abkühlung lassen die Schmerzen sehr oft nach.
Dosierungsvorschlag: Zur Dauerbehandlung 2mal täglich 5 Globuli Argentum nitricum D 12; während des akuten Anfalls alle 2 bis 3 Stunden 5 Globuli Argentum nitricum D 12.

◆ Auch bei Kopfschmerzen, verursacht durch Vereiterung der Nasennebenhöhlen, kann Argentum nitricum helfen. Die Nase ist, vor allem beim Aufenthalt in warmen Räumen, verstopft, und es bildet sich ein zähes, eitriges, manchmal sogar mit Blut durchsetztes Sekret.
Dosierungsvorschlag: 3mal täglich 5 Globuli Argentum nitricum D 8.

◆ Argentum nitricum-Patienten nennen »Splitterschmerz« zum Beispiel oft im Zusammenhang mit Magenschmerzen, eine unter den hektischen, nervösen und überarbeiteten Menschen des Argentum nitricum-Typs weit verbreitete Störung. Die drückenden, brennenden Schmerzen strahlen in alle Richtungen aus. Oft bessern sie sich, wenn etwas gegessen wird, manchmal treten sie aber kurz nach dem Essen wieder auf. Patienten mit diesen Beschwerden leiden häufig auch unter Gasansammlungen im Verdauungstrakt und übelriechenden Blähungen. Ihr Bauch ist durch die Darmgase stark aufgetrieben, und sie müssen oft aufstoßen. Ihre Schmerzen bessern sich durch Druck – entweder beim Drücken auf den Leib oder beim Zusammenkrümmen. Trotz dieser Beschwerden haben die Kranken großen Appetit auf Süßigkeiten, die sie dann aber überhaupt nicht vertragen.
Dosierungsvorschlag: 3mal täglich 5 Tropfen Argentum nitricum D 6.

Bei »Splitterschmerzen«
Wenn die Patienten vermuten, ihre Schmerzen seien durch Splitter hervorgerufen, die sich im Krankheitsherd befinden, ist dies ein deutlicher Hinweis auf Argentum nitricum als Mittel der Wahl.

Bei Magenbeschwerden, Blähungen und Aufstoßen

◆ Schließlich wird Argentum nitricum auch zur unterstützenden Therapie von Blasenentzündungen eingesetzt. Im Vordergrund steht dabei das Splittergefühl, gemeinsam mit Schmerzen entlang der Harnleiter und Brennen während des Wasserlassens.
Dosierungsvorschlag: 3- bis 5mal täglich 5 Globuli Argentum nitricum D 6.

Ursache der Blasenentzündungen ist meist eine Unterkühlung.

Arnica – Gegen die Folgen einer Gewebeschädigung

Daraus wird dieses Homöopathikum bereitet

Arnikatinktur, Arnikasalbe und Arnikaspiritus zählen zu den beliebtesten Volksheilmitteln, die sich viele Menschen für den Eigenbedarf selbst herstellen. Die Beliebtheit dieser Heilpflanze (Arnica montana) drückt sich in ihren Volksnamen aus: Bergwohlverleih, Fallkraut, Gemsblume, Johannisblume, Kraftwurz, Wolfs-

blume. Leider werden die Bestände immer kleiner, das Vorkommen seltener, weil Arnica, obwohl geschützt, in großen Mengen gesammelt wird.
Das Homöopathikum Arnica wird aus den getrockneten Wurzeln bereitet.

Diese Menschen sprechen auf Arnica am besten an (Wesenstyp)

Dieses Homöopathikum wird hauptsächlich gegen die Folgen von Gewebeschädigungen und Arterienverkalkung verwendet, wobei es am besten für kräftige, vollblütige Menschen geeignet ist. Dabei muß man aber wissen, daß Arnica nicht etwa die Gefäßverkalkung aufhalten oder gar rückgängig machen kann, es dient alleine dazu, die unangenehmen Begleiterscheinungen zu mildern.

Leichtere Beschwerden, die Sie selbst behandeln können

◆ Besonders bewährt hat sich Arnica bei Schmerzen im Bewegungsapparat, die durch eine Überanstrengung verursacht wurden. Ein typisches Beispiel hierfür ist der Muskelkater.
Dosierung: 3mal täglich 5 Globuli Arnica D 6.
◆ Arnica wird auch verwendet, wenn man die Heilung von Verstauchungen, Verrenkungen, Quetschungen, Blutergüssen vorantreiben will, indem man die entzündliche Reaktion abbaut und die Schwellung mindert.
Dosierung: 3- bis 5mal täglich 5 Tropfen Arnica D 4.
◆ Pusteln und Furunkel, die sehr schmerzhaft sind und immer wieder von neuem entstehen, können ebenfalls mit Arnica behandelt werden. Die Haut rötet sich stark und juckt heftig. In den für die Behandlung mit Arnica geeigneten Fällen kommt es nur selten zu Entzündungen und zu starker Eiterbildung.
Dosierung: 3mal täglich 5 Globuli Arnica D 6.

Bei diesen Beschwerden müssen Sie Ihren Arzt zu Rate ziehen

◆ Ohrensausen, Nasenbluten, Benommenheit, Kopfschmerzen, Herzbeklemmung und auch Hitzewallungen zum Kopf, wobei Füße und Hände kalt sind,

Hilft bei

- *Verstauchungen*
- *Verrenkungen*
- *Blutergüssen*
- *Pusteln, Furunkeln*
- *Ohrensausen*
- *Nasenbluten*
- *Kopfschmerzen*
- *Hitzewallungen*
- *Verdauungsbeschwerden*
- *Muskelschmerzen*
- *Hexenschuß, Ischias*

■ Sofort zum Arzt

Wenn nicht innerhalb von einem Tag eine spürbare Besserung eintritt oder gar der Verdacht eines Bruches oder einer Entzündung besteht.

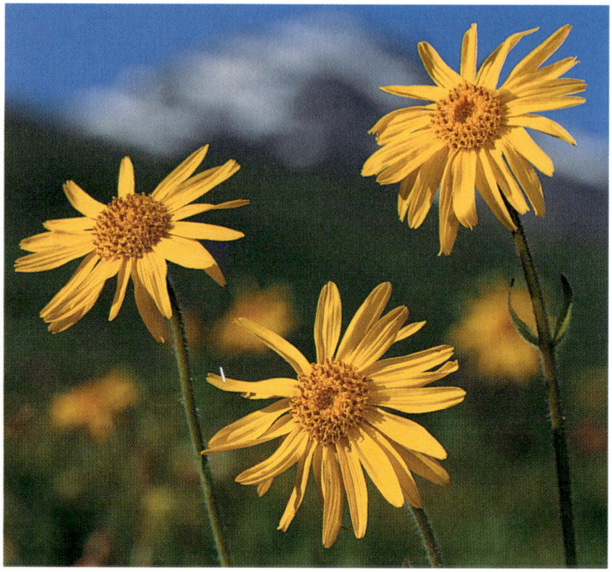

Arnica montana (Arnika)

können vor allem bei älteren Menschen Folgen der Arterienverkalkung sein. Hier kann Arnica helfen. Auch wenn diese Symptome durch einen Schlaganfall oder durch hohen Blutdruck verursacht sind, lassen sie sich, wenn die Schädigung noch nicht zu weit fortgeschritten ist, mit Arnica lindern. Man darf dabei aber nicht erwarten, mit Hilfe dieses Homöopathikums wieder kerngesund zu werden. Es kann die Beschwerden, die durch die Arteriosklerose oder den hohen Blutdruck verursacht sind, lediglich etwas erträglicher machen.
Dosierungsvorschlag: Zur Dauertherapie 2- bis 3mal täglich 1 Tablette Arnica D 12; in akuten Fällen 5 Globuli Arnica D 6 halbstündlich.

◆ Bei Verdauungsbeschwerden mit Aufstoßen und einem unangenehmen Mundgeruch hilft ebenfalls Arnica. Die Patienten klagen über krampfartige Kolikschmerzen und übelriechende Blähungen; sie leiden oft unter Durchfall, wobei der Stuhl zuweilen sogar unwillkürlich nachts im Schlaf abgeht.
Dosierungsvorschlag: 3mal täglich 5 Globuli Arnica D 6.

◆ Schmerzen in Muskeln und Gelenken sind ebenfalls einer Therapie mit Arnica zugänglich, insbesondere wenn die Beschwerden auf einer Überanstrengung beruhen. Die Patienten fühlen sich wie zerschlagen und sind meist völlig erschöpft und geschwächt. Sie können sich kaum ohne Schmerzen bewegen und reagieren so überempfindlich auf jede Berührung, daß sie nicht im Bett liegen können, ohne darüber zu klagen, die Matratze sei zu hart. Wenn diese Kennzeichen vorhanden sind, ist es für die homöopathische Therapie von untergeordneter Bedeutung, von wo die Beschwerden ausgehen, ob beispielsweise eher die Muskeln, die Sehnen oder ob die Nerven die Ursache

TIP

Nehmen Sie Arnica vorbeugend gegen die Schmerzentwicklung bei Verletzungen oder Operationen. Es verhindert Entzündungen und beschleunigt die Wundheilung. Dosierung: 3mal täglich 5 Globuli Arnica D 6, sofort nach der Verletzung oder dem Eingriff.

sind. Auch Hexenschuß und Ischias oder Schmerzen, die durch berührungsempfindliche Krampfaderleiden verursacht werden, lassen sich mit Arnica therapieren.
Dosierungsvorschlag: 3mal täglich 5 Globuli Arnica D 6.

Wichtig!
Vom Arzt verordnete Medikamente gegen die zugrundeliegenden Erkrankungen müssen unbedingt weiter eingenommen werden; sie mindern nicht die Arnica-Wirkung.

Arsenicum album – Für abgemagerte, ausgezehrte Patienten

Daraus wird dieses Homöopathikum bereitet

Aus Arsenik (Arsentrioxid) wird Arsenicum album, eine äußerst giftige Substanz, bereitet. In den hier empfohlenen Potenzen des Mittels sind nur verschwindend geringe Mengen der Ausgangssubstanz enthalten; eine Vergiftung durch die homöopathische Therapie ist also auszuschließen.

Hilft bei

- *Abmagerung*
- *Schwächezuständen*
- *Erkältung*
- *Heiserkeit*
- *Husten, Bronchitis*
- *Asthma*
- *Magenschmerzen*
- *Erbrechen*
- *Durchfall*
- *Rheuma*
- *Nervenschmerzen*
- *Ekzemen*

Diese Menschen sprechen auf Arsenicum album am besten an (Wesenstyp)

Auffallend sind vor allem ihre Lebhaftigkeit, Unruhe und Empfindsamkeit. Nicht sehr robust gebaut, sind sie eher scheu und ängstlich. Sie neigen zu Erschöpfung, Entkräftung und Abmagerung, wenn sie gefordert werden. Meist haben sie eine blasse Hautfarbe. Ihre Schmerzen beschreiben Arsenicum album-Patienten häufig als »brennend«, wobei Wärme aber normalerweise dennoch ihre Beschwerden lindert. Auch Bewegung und frische Luft wirken sich positiv aus. Kälte hingegen vertragen die Kranken nur schlecht.
In vielen Fällen treten die Krankheitszeichen der Arsenicum album-Patienten periodisch auf, so zum Beispiel jeden Tag um die gleiche Zeit. Am unwohlsten fühlen sie sich gewöhnlich um oder nach Mitternacht.

Arsenicum album-Menschen sind sehr ordentlich, zuverlässig, pünktlich und genau.

Leichtere Beschwerden, die Sie selbst behandeln können

◆ Bei Arsenicum album-Patienten führen Krankheiten, insbesondere chronische, fast grundsätzlich zu

starker Abmagerung und Schwächezuständen. Die Patienten leiden unter Appetitlosigkeit und Angstzuständen, die sich bis zur Todesfurcht steigern können, werfen sich unruhig in ihrem Bett hin und her und verlieren jede Hoffnung auf Genesung. Arsenicum album hilft, ihrer Entkräftung und Hinfälligkeit entgegenzuwirken.
Dosierung: 2mal täglich 5 Globuli oder 1 Tablette Arsenicum album D 12.

Bitte beachten Sie
Die Behandlung der ursächlichen Krankheit darf trotz der homöopathischen Behandlung nicht vernachlässigt werden.

◆ Unter den Erkältungskrankheiten zählen Fließschnupfen und Husten zu den Haupteinsatzgebieten von Arsenicum album. Das Nasensekret, das dabei produziert wird, ist äußerst dünnflüssig und vor allem sehr scharf.
Nach kurzer Zeit sind die Nasenschleimhäute wund und brennen.
Dosierung: 3mal täglich 1 Tablette oder 5 Globuli Arsenicum album D 6.
◆ Auch Heiserkeit mit Brennen in Hals und Rachen, das durch heiße, wunde Schleimhäute hervorgerufen wird, läßt sich mit Arsenicum album behandeln. Die Patienten haben ständig Durst, denn kaltes Wasser lindert ihre Schmerzen und erleichtert das Schlucken.
Dosierung: 3mal täglich 1 Tablette oder 5 Globuli Arsenicum album D 6.

»Meine Kehle fühlt sich an wie zugeschnürt, und ich kann kaum noch schlucken«.

Bei diesen Beschwerden müssen Sie Ihren Arzt zu Rate ziehen

◆ Bei Husten oder Atembeschwerden, ob durch eine Erkältung, eine Bronchitis oder Asthma hervorgerufen, kann Arsenicum album ebenfalls helfen. Schleim wird kaum ausgehustet und wenn, dann ist er sehr zähflüssig. Nicht selten klagen die Patienten auch über stechende Schmerzen in der Lungengegend. Beim

Bei beängstigendem Husten
Wenn die Hustenattacken so heftig sind, daß die Patienten panische Angst davor bekommen, ersticken zu müssen, ist das ein Hinweis darauf, daß dieses Homöopathikum das passende Mittel ist. Wenn der Kranke liegt, sind die Anfälle besonders heftig; das kann so weit gehen, daß er sich wieder aufsetzen muß, um überhaupt Luft zum Atmen zu bekommen.

Aufenthalt an der frischen Luft geht es ihnen meist besser.
Dosierungsvorschlag: 3mal täglich 5 Globuli oder 1 Tablette Arsenicum album D 12.

Zum Arzt

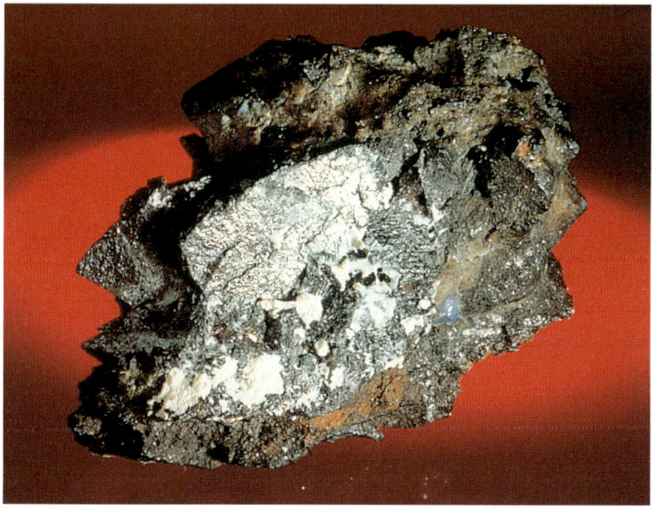

Arsenicum album (Arsenik)

◆ Zur Behandlung von heftigem Erbrechen, das nicht aufhört, solange sich noch irgend etwas, und sei es nur Wasser, im Magen befindet, eignet sich Arsenicum ebenfalls. Appetit haben die Patienten überhaupt nicht, sogar der Anblick oder der Geruch von Speisen ruft bei ihnen Ekel hervor. Dafür haben sie großen Durst und verlangen immerfort nach Getränken, wobei sie jeweils nur kleine Mengen trinken, diese aber häufig.
Zu den geschilderten Symptomen kommen oft brennende Magenschmerzen und eine starke Druckempfindlichkeit in der Magengegend. Sogar das Ein- und Ausatmen kann deshalb schmerzhaft sein. Durchfälle mit wäßrigen Stühlen schwächen die Kranken und können zur völligen Erschöpfung führen.
Dosierungsvorschlag: 3- bis 5mal täglich 5 Globuli Arsenicum album D 6.

Charakteristisch ist, daß viele Patienten über ein unbestimmtes Gefühl der Angst sprechen, die »im Bauch sitzt«.

◆ Brennende Nervenschmerzen und ziehende rheumatische Beschwerden mit Gefühllosigkeit und Zittern der Glieder sind ein weiteres Einsatzgebiet für Arsenicum album. Auch Schmerzen, die von Muskelkrämpfen herrühren, gehören dazu. Die Patienten müssen

Vor allem nachts und in der Kälte werden die Beschwerden schlimmer.

sich hinlegen, weil ihre Glieder so schwach werden, daß sie sich nicht mehr aufrecht halten können. Dabei sind sie innerlich so unruhig, daß sie sich im Bett ständig von einer Seite auf die andere werfen.
Dosierungsvorschlag: 2mal täglich 5 bis 10 Globuli Arsenicum album D 12.

◆ Ekzeme und Ausschläge unterschiedlicher Ursache können mit Arsenicum behandelt werden, wenn als hervorstechende Kennzeichen Juckreiz und Brennen der Haut genannt werden. Das Jucken kann so quälend sein, daß sich die Patienten unaufhörlich kratzen, wodurch die Ausschläge natürlich noch schlimmer werden. Um das Brennen auf der Haut zu lindern, wollen die Kranken die veränderten Hautbereiche ständig mit kaltem Wasser kühlen.

Bei Hauterkrankungen: Arsenicum album
Aussehen und Ursache der Ausschläge können sehr unterschiedlich sein: Bläschen, Pusteln, Furunkel, Karbunkel oder Quaddeln sind mögliche Erscheinungsformen.

Sogar zur Unterstützung der Heilung offener Beine, bei denen der Juckreiz häufig zu den quälendsten Symptomen zählt, kann Arsenicum album verwendet werden.
Dosierungsvorschlag: 2mal täglich 5 Globuli oder 1 Tablette Arsenicum album D 12.

Hilft bei

- *Nasenkatarrh*
- *Husten*
- *Regelschmerzen*
- *Kopfschmerzen, Migräne*
- *Halsentzündung*
- *Ohrenentzündung*
- *Augenentzündung*
- *Masern, Scharlach*
- *Magen-Darm-Beschwerden*
- *Blasenentzündung*
- *Neuralgie*

Belladonna – Wenn sich im Körper eine Entzündung festgesetzt hat

Daraus wird dieses Homöopathikum bereitet

Die volkstümlichen Namen der Tollkirsche (Atropa bella-donna) Irrbeere, Schlafkirsche, Taumelstrauch, Teufelsbeere deuten es an: Die Pflanze ist ungemein giftig. Aus ihren einzeln stehenden, langgestielten, überhängenden Blüten, die außen braunviolett, innen schmutziggelb und purpurrot geadert sind, entwickeln sich kirschgroße, glänzendschwarze Beeren.
Das homöopathische Arzneimittel Belladonna wird aus der frischen Pflanze hergestellt.

Diese Menschen sprechen auf Belladonna am besten an (Wesenstyp)

Man kann sie auf den ersten Blick daran erkennen, daß ihr Gesicht heiß und rot ist und durch den Blutandrang zum Kopf oft auch etwas verquollen wirkt. Das sind Zeichen dafür, daß sich der Blutkreislauf in Aufruhr befindet – ein typisches Merkmal bei Belladonna-Patienten. Auch das heftige Klopfen, das die Kranken in den von der Entzündung betroffenen Organen und der Kopfschlagader spüren, sowie ihr beschleunigter, meist sehr kräftiger Pulsschlag sind Folgen dieses Aufruhrs im Blutkreislauf.

Merkmal bei Belladonna-Patienten: Ihr Gesicht ist heiß, rot und leicht verquollen.

Der Belladonna-Typ ist ein unruhiger und aufgeregter, oft auch angstvoller Kranker. Die Übererregtheit des Gemütes läßt ihn Tag und Nacht nicht zur Ruhe kommen. Er leidet sowohl unter Einschlafstörungen als auch unter unruhigem Schlaf, der oft durch Alpträume unterbrochen wird.

Außerdem reagiert er sehr empfindlich auf Sinnesreize wie Licht, Geräusche und Berührungen. Schon ein Streicheln kann er als schmerzhaft empfinden. Nichts ist ihm deshalb lieber als Ruhe und Dunkelheit, denn durch alle störenden äußeren Reize verschlimmern sich seine Beschwerden.

Der Belladonna-Typ liebt es warm, Kälte und Wind schaden seinem Befinden, wobei aber direkte Sonneneinstrahlung vermieden werden sollte. Schließlich ist noch bemerkenswert, daß es ihm in der Nacht gewöhnlich schlechter geht als tagsüber.

Belladonna hilft bei einer entzündlichen Erkrankung vor allem dann, wenn sich die betroffenen Organe, beispielsweise die Nase bei einer Erkältung oder die Ohren bei einer Ohrenentzündung, heiß und trocken anfühlen und infolge der vermehrten Durchblutung gerötet sind. Diese Entzündungen werden gewöhnlich von plötzlich (meist in der Nacht) einsetzendem Fieber mit Schweißausbrüchen begleitet.

Wann Aconitum, wann Belladonna?

Belladonna und Aconitum sind die Homöopathika der Wahl bei entzündlichen, fieberhaften Erkrankungen.

- Aconitum verwendet man im ersten akuten Stadium der Entzündung bis zum Einsetzen der Schweißbildung.
- Belladonna verwendet man, wenn die Erkrankung schon weiter fortgeschritten ist und sich in einem Organ festzusetzen beginnt.

Belladonna hilft bei schlagartig auftretenden Erkrankungen oder bei periodisch wiederkehrenden Beschwerden am besten.

Zum Arzt

Wenn nach wenigen Tagen der Behandlung keine Besserung eintritt.

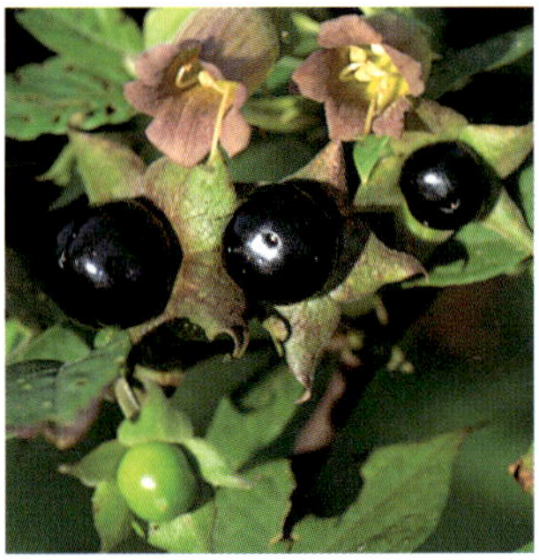

Atropa bella-donna (Tollkirsche)

Der Schmerz sitzt bevorzugt in der vorderen Kopfhälfte hinter der Stirn, manchmal aber nur auf einer Kopfseite.

Leichtere Beschwerden, die Sie selbst behandeln können

◆ Erkältungskrankheiten können Sie wirkungsvoll mit Belladonna behandeln. Dazu zählt der gewöhnliche Nasenkatarrh in der akuten ersten Phase mit ausgetrockneten Schleimhäuten, außerdem ein beginnender Fließschnupfen. (Hals-, Ohren- und Augenentzündungen Seite 45)
Dosierung: Stündlich 5 Globuli Belladonna D 4; oder 1 Tablette Belladonna D 6 lutschen.

◆ Ein trockener, krampfartiger Erkältungshusten mit ständigem Kitzelgefühl in der Kehle und Atemnot läßt sich auch mit Belladonna lindern. Der Husten klingt wie ein heiseres Bellen und greift die Kehle so sehr an, daß Hals und Rachen bald wund sind und die Stimme heiser.
Dosierung: Stündlich 5 Globuli Belladonna D 6.

◆ Viele Frauen leiden unter Regelschmerzen, wobei jeweils andere Beschwerden im Vordergrund stehen. Belladonna verwendet man bei zu früh einsetzender oder bei zu starker Monatsblutung mit hellrot gefärbtem Blut, das einen unangenehmen Geruch hat. Dabei werden die Frauen von ziehenden Rückenschmerzen geplagt, die bis in die Beine ausstrahlen können, und haben oft das Gefühl, als würden die Unterleibsorgane nach unten drängen.
Dosierung: 3mal täglich 5 Globuli Belladonna D 6.

◆ Bei der Behandlung von Kopfschmerzen müssen die Begleitumstände, die bei jedem Menschen anders sind, ebenfalls berücksichtigt werden. Leidet ein Patient unter Kopfschmerzen mit deutlich spürbarem Pulsieren, so daß er glaubt, ein »Hammerwerk« im Kopf zu haben, ist dies ein wichtiger Hinweis darauf, daß Belladonna das passende Mittel ist. Durch die Erregung des Blutkreislaufs ist das Gesicht der Patienten rot und heiß, sie meinen, ihr Kopf sei so übervoll, daß er gleich zerspringen oder zerplatzen werde.
Oft sucht man vergeblich nach der Ursache dieser Schmerzen. Zuweilen ist der Grund wohl in einem zu langen Aufenthalt in der Sonne zu suchen. Häufig treten die Kopfschmerzen auch im Zusammenhang mit einer Erkältung auf. (Belladonna bei Migräne auf Seite 46.)

Dosierung: 3mal täglich 5 Globuli oder 1 Tablette Belladonna D 12.

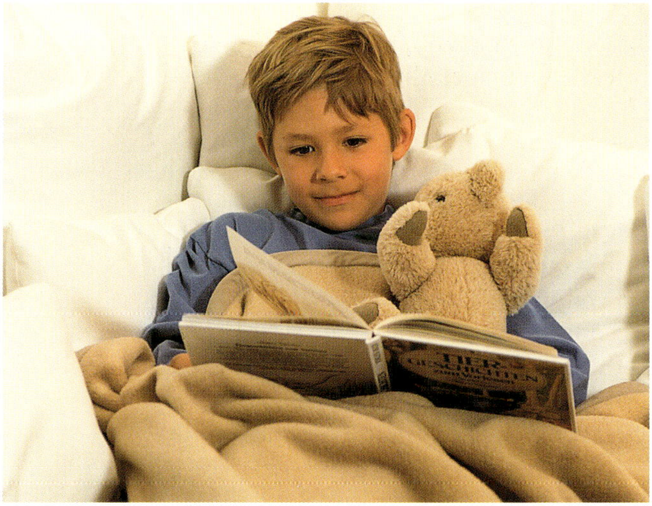

Belladonna hilft bei Erkältungen mit Schnupfen, Hals-, Ohren- und Augenentzündungen.

Zum Arzt

Bei diesen Beschwerden müssen Sie Ihren Arzt zu Rate ziehen

◆ Erkältungen, die Entzündungen im Hals- und Rachenraum mit trockenen, geröteten Schleimhäuten und geschwollenen Mandeln zur Folge haben, kann man ebenfalls mit Belladonna behandeln. Die Patienten haben großen Durst und leiden darunter, daß sich ihr Hals wie zugeschnürt anfühlt und sie nicht schlucken können, obwohl ein ständiger Wunsch danach besteht.

Oft sind die Lymphdrüsen am Hals schmerzhaft geschwollen.

Es kann so zu regelrechten Würgekrämpfen mit Ausbrüchen von kaltem Schweiß kommen.

Die Zunge ist geschwollen und gerötet, die Papillen treten hervor, so daß die Zungenoberfläche aussieht wie die Haut einer Erdbeere.

Dosierungsvorschlag: Stündlich 5 Globuli Belladonna D 4.

◆ Auch bei Entzündungen der Ohren mit Ohrensausen und reißenden Schmerzen hilft Belladonna, außerdem bei Augenentzündungen mit stark geröteter Bindehaut und dem Gefühl, die Augen seien ausgetrocknet und würden nach vorne aus den Augenhöhlen gedrückt.

Dosierungsvorschlag: Stündlich 5 Globuli Belladonna D 6.

Belladonna zusätzlich zur ärztlichen Therapie bei Masern und Scharlach

◆ Zur Behandlung von Masern und Scharlach hat sich Belladonna insofern bewährt, als es das subjektive Befinden der Patienten zu verbessern vermag. Deswegen verwendet man es bei diesen Infektionskrankheiten gerne zusätzlich zur sonstigen ärztlichen Therapie.
Dosierungsvorschlag: Stündlich 5 Globuli Belladonna D 6.

◆ Treten Kopfschmerzen häufig ohne Ursache periodisch auf und sind von Gleichgewichtsstörungen und Schwindelanfällen begleitet, handelt es sich unter Umständen um eine »echte« Migräne. Eine Behandlung mit Belladonna ist dann erfolgversprechend, wenn die Schmerzen sich durch grelles Licht, zum Beispiel direkte Sonnenbestrahlung, und durch frische Luft verstärken. Die Patienten sind sehr geräuschempfindlich, jede Erschütterung, etwa beim Auftreten, und jede Bewegung, insbesondere Bücken, ist für sie qualvoll. Wenn sie mit den Händen fest auf den Kopf drücken, lassen die Schmerzen oft etwas nach.
Dosierungsvorschlag: 3mal täglich 1 Globulus oder 5 Tropfen Belladonna D 12.

Denken Sie daran
Das Ziel der Therapie ist eine langfristige Befreiung von Kopfschmerzattacken, nicht die sofortige Unterdrückung der Schmerzen!

Ursache dieser Beschwerden kann zum Beispiel eine Magenentzündung sein oder eine »Darmgrippe«.

◆ Beschwerden im Magen-Darmtrakt mit plötzlich auftretenden Magenkrämpfen, mit Übelkeit und Brechwürgen werden ebenfalls mit Belladonna behandelt. Die krampfartigen Schmerzen kehren gewöhnlich periodisch wieder. Wenn sich die Patienten zusammenkrümmen oder den Körper nach hinten beugen, werden die Beschwerden meist schwächer. Die Bauchdecke ist vorgewölbt und reagiert schon auf leichte Berührungen schmerzhaft.
Häufig sind die Bauchschmerzen von Durchfällen begleitet, aber auch eine durch Darmkrämpfe verursachte Verstopfung kommt vor.
Dosierungsvorschlag: 3mal täglich 5 Globuli oder 1 Tablette Belladonna D 6; in akuten Fällen stündlich 5 Tropfen Belladonna D 4.

◆ Auch Blasenentzündungen aufgrund einer Verkühlung mit Brennen beim Wasserlassen und ständigem Harndrang können mit Belladonna behandelt werden, wenn die beschriebenen, für Belladonna typischen Begleitanzeichen vorhanden sind.
Dosierungsvorschlag: 3mal täglich 5 Globuli Belladonna D 6.

◆ Schließlich gehören Neuralgien in allen Teilen des Körpers zum Heilspektrum von Belladonna. Die ziehenden Schmerzen und die Muskelkrämpfe, die durch diese Neuralgien verursacht werden, setzen unerwartet ein und hören ebenso plötzlich wieder auf.
Die Gelenke sind schmerzhaft geschwollen und rot. Es kommt oft vor, daß immer wieder andere Stellen betroffen sind, so daß man sagt, die Entzündung springe von Gelenk zu Gelenk. Stark verschlimmert werden die Schmerzen durch Kälte oder Zugluft.
Dosierungsvorschlag: 3mal täglich 1 Tablette oder 5 Globuli Belladonna D 6.

Die Patienten haben einen großen Bewegungsdrang. Selbst im Bett finden sie keine Ruhe, sondern drehen sich unruhig von einer Seite auf die andere.

Bryonia – Für arbeitsame, sorgenvolle Menschen

Hilft bei

- *Schlafstörungen*
- *Kopfschmerzen*
- *Galle-, Leberleiden*
- *grippalem Infekt*
- *Krampf-, Reizhusten*
- *Rheuma*

Daraus wird dieses Homöopathikum bereitet

An Zäunen, in Gebüsch und Hecken wächst die Zweihäusige Zaunrübe, Bryonia cretica L. ssp. dioica, auch heute noch recht häufig. Sie fällt auf durch ihre Ranken, die grünlichen Blüten und später durch ihre roten Beeren. Im Boden ist sie mit einer dicken, fleischigen rübenförmigen Wurzel verankert.
Das Homöopathikum Bryonia wird aus der frischen, vor der Blütezeit geernteten Wurzel bereitet.

Diese Menschen sprechen auf Bryonia am besten an (Wesenstyp)

Sie gehören zu jenen, die sich vollauf mit ihrer Arbeit identifizieren. Das wäre keineswegs beklagenswert, wenn sie darüber ihr privates Glück nicht vernachlässigen würden. Dies ist aber leider meistens der Fall. Sie arbeiten nicht zufrieden und entspannt, sondern fühlen sich ständig gehetzt und unter Druck gesetzt. Sie sind voller Angst, einer Aufgabe nicht gewachsen

Vermeiden Sie Aufregung
Frische Luft und Ruhe verhelfen dem Bryonia-Patienten im allgemeinen bei allen seinen Leiden zur Besserung, wohingegen jegliche Aufregung und Bewegung seinen Zustand gewöhnlich verschlimmern.

zu sein oder einen Termin nicht einhalten zu können. Die Zukunftsangst des Bryonia-Menschen und seine Übergeschäftigkeit wirken sich auch auf seinen Umgang mit den Mitmenschen aus. Wohl deshalb ist er oft als reizbarer oder unzugänglicher Zeitgenosse bekannt. Diese sorgenvolle Grundeinstellung zum Leben läßt seine Stimmung zwischen niedergedrückt, wütend und unzufrieden schwanken.

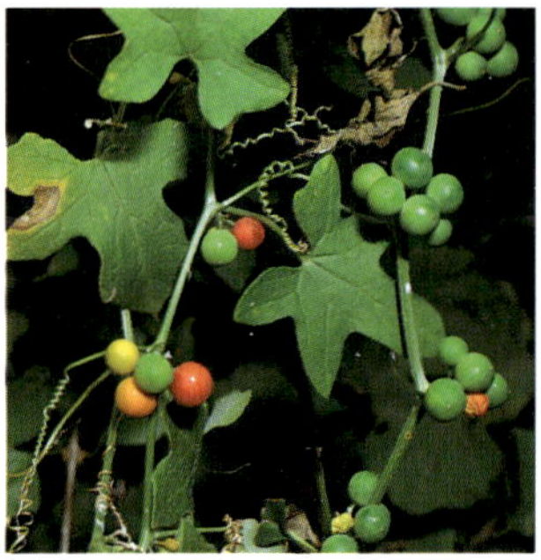

Bryonia cretica (Zaunrübe)

Kalte Umschläge bewirken eine Besserung des Befindens.

Leichtere Beschwerden, die Sie selbst behandeln können

◆ Der Bryonia-Typ leidet oft unter Schlafstörungen. Am Abend liegt er schlaflos im Bett, weil er nicht von den Gedanken an bevorstehende Arbeiten und Aufgaben loskommt. Ist er dann endlich eingeschlafen, träumt er unruhig, und morgens, beim Aufwachen, ist er immer noch müde.
Dosierung: 2mal täglich 5 Globuli Bryonia D 12.

◆ Bryonia-Patienten leiden oft unter starken, pulsierenden Kopfschmerzen, die bereits am Morgen auftreten. Schon am Gesicht kann man ihnen ihre Mißbefindlichkeit ansehen, denn es ist in der Regel rot, heiß und von Schweiß bedeckt. Sie haben das Gefühl, als wolle ihr Kopf bersten, jede Bewegung ruft eine Verschlimmerung der Schmerzen hervor; außerdem werden die Patienten dabei von Schwindelgefühlen geplagt. Fester Druck mit den Händen auf die Kopfhaut lindert den Schmerz.
Dosierung: 3mal täglich 5 Globuli Bryonia D 12.

Zum Arzt

Bei diesen Beschwerden müssen Sie Ihren Arzt zu Rate ziehen

◆ Bei mangelnder Verdauungsleistung des Magens und zur unterstützenden Therapie von Galle- und Leberleiden kann man Bryonia ebenfalls verwenden. Ein unangenehmer bitterer Geschmack, Mundtrockenheit und ein weißer Zungenbelag verursachen Durst auf kaltes Wasser, das dann in großen Schlucken, mit längeren Pausen dazwischen, getrunken wird. Zuweilen stellen sich stechende oder brennende Magenschmerzen ein, besonders stark auf der rechten Körperseite. Der Stuhl ist trocken und hart und führt oft zu Verstopfung. Lediglich in den Morgenstunden tritt zuweilen Durchfall auf. Durch tiefes Atemholen, durch Aufregung und Ärger werden die Beschwerden verstärkt, während Wärme und Zusammenkrümmen sich wohltuend auswirken.

Die Patienten fühlen sich nach dem Essen »überfüllt« und aufgetrieben; die Speisen liegen »unbewegt« im Magen.

Dosierungsvorschlag: 3mal täglich 5 Globuli Bryonia D 4.

◆ Grippale Infekte können mit Bryonia behandelt werden, wenn ein krampfhafter, »harter« Husten die Patienten quält. Neben den typischen Grippesymptomen – einer laufenden Nase, Halsentzündungen und Heiserkeit – leiden die Kranken unter stechenden Schmerzen in Hals und Brustkorb, die sich etwas bessern, wenn man Druck auf den betroffenen Körperteil ausübt. Im ausgeworfenen Schleim kann sich Blut befinden, oft wird selbst das Atmen durch schmerzhafte Stiche in der Brust behindert.

Eine deutliche Verschlimmerung des Reizhustens setzt beim Betreten warmer Räume oder bei körperlicher Bewegung ein.

Generell gilt, daß der Bryonia-Husten morgens besonders heftig ist.

Dosierungsvorschlag: Zweistündlich 5 Globuli Bryonia D 4.

◆ Rheumatische Erkrankungen mit entzündlichem Charakter (im Gegensatz zu abnutzungsbedingten Erkrankungen) sind ein weiteres Einsatzgebiet für Bryonia. Charakteristisch für solche Fälle ist der plötzliche Beginn dieser Erkrankungen – oft setzen sie »aus heiterem Himmel« mit großer Heftigkeit ein. Die betroffenen Körperpartien schwellen rasch an und werden rot und heiß. Sehr starke, stechende und reißende Schmerzen machen dem Patienten das Leben schwer.

Dosierungsvorschlag: 3mal täglich 5 Globuli Bryonia D 6.

Wann Rhus toxicodendron, wann Bryonia?

Bei rheumatischen Erkrankungen, die sich bei Bewegung bessern, wird Rhus toxicodendron eingesetzt.

Verbessern sich die Beschwerden nur bei Ruhe und leichter Kühlung, dann ist Bryonia angezeigt.

Calcium carbonicum Hahnemanni – Wenn es Körper und Seele an Spannkraft und Schwung mangelt

Hilft bei

- *Erkältungskrankheiten*
- *Gedeihstörungen*
- *Störungen bei Zahnung und Knochenreifung*
- *Übelkeit, Erbrechen*
- *Hauterkrankungen*
- *Mandelentzündung*
- *Husten*
- *Ohrenentzündung*
- *Augenentzündung*
- *Herzbeschwerden*
- *Magenschmerzen*

Daraus wird dieses Homöopathikum bereitet

Calcium carbonicum nennen Apotheker die chemische Verbindung aus Kalzium und Kohlensäure, die der Laie schlicht »Kalk« nennt. Calcium carbonicum Hahnemanni muß mit »Kalk nach Hahnemann« übersetzt werden. Es handelt sich bei diesem Homöopathikum um ein besonderes Kalkpräparat, das nach Hahnemanns Anweisung aus den Schalen der Auster (Ostrea edulis) hergestellt wird. Das Innere der Austernschalen wird zu feinstem Pulver verrieben.

Da Austernschalen außer Kalk andere Stoffe in kleiner Menge enthalten, beispielsweise Mangan, ist das Homöopathikum Calcium carbonicum Hahnemanni etwas anderes als reines Kalziumkarbonat. Wegen der schlechten Löslichkeit dieses Stoffes gibt es bis zur sechsten Dezimalpotenz (D 6) nur feste Arzneiformen wie Pulver oder Tabletten; erst von D 6 an gibt es auch Lösungen.

Diese Menschen sprechen auf Calcium carbonicum Hahnemanni am besten an (Wesenstyp)

Sie besitzen im allgemeinen einen eher zu dicken, schwerfälligen Körperbau, sie neigen zu Fettleibigkeit und Übergewicht. Dabei ist ihre Haut aufgedunsen und wirkt schlaff, weil die Spannung des Unterhautgewebes zu niedrig ist.

Auch vom Gemüt her ist der Calcium carbonicum-Typ ein eher langsamer und träger Mensch. Er kann sich nicht aufraffen, eine Tätigkeit endlich in Angriff zu nehmen, schiebt Entscheidungen und Aufgaben vor sich her und ist passiv und uninteressiert. Wenn er trotzdem einmal eine körperliche oder geistige Anstren-

Ein Konstitutionsmittel

In der Homöopathie zählt Calcium carbonicum Hahnemanni zu den »Konstitutionsmitteln«, ein Mittel, das die allgemeine Körperverfassung verbessert. Hier ist besonders genau darauf zu achten, daß die körperlichen und seelischen Eigenschaften des Patienten zum Arzneimittelbild passen. Es wird natürlich selten der Fall sein, daß alle aufgeführten Merkmale mit dem Wesen des Patienten übereinstimmen, im großen Rahmen aber sollte es dem Arzneimittelbild ähnlich sein.

gung unternimmt, dann ermüdet er rasch, wird lustlos und gibt bald wieder auf. Solche Erlebnisse lassen bei ihm das Gefühl entstehen, ständig zu versagen, was wiederum zu mangelndem Selbstvertrauen, zu Mutlosigkeit und Niedergeschlagenheit führt. Er ist deshalb meist ein niedergedrückt wirkender, sehr pessimistischer und sorgenvoller Mensch. Im Gespräch verwechselt er manchmal die Ausdrücke oder findet nicht die richtigen Worte. Sein Gedächtnis ist schlecht, es mangelt ihm an Konzentration.

Menschen des Calcium carbonicum-Typs werden häufig krank, vor allem, wenn sie sich in feuchter, kalter Umgebung aufhalten.

Meist löst beim »Calcium carbonicum-Typ« eine Erkältung die andere ab, wobei oft auch Mandeln und Lymphdrüsen entzündet sind und schmerzen.

Zudem leiden sie oft unter Schweißausbrüchen, aber nicht am ganzen Körper, sondern nur an einzelnen Körperteilen, zum Beispiel am Kopf, an Händen oder Füßen. Dabei klagen sie trotz des Schwitzens über ein Gefühl der Kälte in den betroffenen Bereichen.

Typisch ist zum Beispiel die Bemerkung eines Calcium carbonicum-Patienten, seine Füße fühlten sich an, als steckten sie in kalten, feuchten Strümpfen. Besonders stark ist diese Schweißbildung nach Anstrengungen, selbst wenn diese nur gering waren, und in der Nacht. Ebenfalls nachts und auch nach geistiger Arbeit treten quälende Kopfschmerzen auf.

Der Calcium carbonicum-Mensch hat eine Abneigung gegen Milch, er verträgt sie auch nicht gut; nachdem er sie getrunken hat, muß er sich meist übergeben, wobei das Erbrochene sauer riecht. Im Gegensatz dazu ißt er sehr gerne Eier.

Calcium carbonicum Hahnemanni wird bei Kindern angewendet. Wie die vom Wesen her zu diesem Homöopathikum passenden Erwachsenen machen auch die Kinder einen überernährten, gedunsenen Eindruck. Sie sind jedoch blaß und ihrer Haut fehlt die Spannkraft, was ihnen ein plumpes, wabbeliges Aussehen gibt. Vor allem der Bauch fällt auf, er ist zu dick und

Ängstliche und faule Wesenstypen

Calcium carbonicum-Kinder sind meist eher ängstlich. Sie schlafen sehr unruhig, wachen häufig nachts mit einem Schrei aus einem Alptraum auf und haben Angst, abends alleine im Dunkeln zu bleiben. Gehen sie schon zur Schule, fallen Interesselosigkeit und Faulheit auf, worüber ihre Eltern immer wieder besorgt sind.

nach außen gewölbt, Beine und Arme dagegen können auch relativ dünn sein. Typisch für diese Kinder ist der nächtliche Kopfschweiß, der so heftig sein kann, daß am Morgen das Kopfkissen völlig durchnäßt ist. Auch die Unverträglichkeit von Milch, eine Neigung zu sauer riechenden Durchfällen und die Anfälligkeit für Schleimhautentzündungen in den Atemwegen und Erkrankungen der Mandeln sind kennzeichnend.

Leichtere Beschwerden, die Sie selbst behandeln können

Zum Arzt

Wenn nicht spätestens zwei Tage nach Beginn der Behandlung eine Besserung der Beschwerden eintritt.

- Kinder und Erwachsene des Calcium carbonicum-Typs erkälten sich schnell beim Aufenthalt im Freien bei feuchtkalter Witterung. Sie klagen dann darüber, daß ihre Nasenschleimhäute so stark anschwellen, daß die Nase völlig verstopft sei und sie keine Luft mehr bekommen könnten. Der Nasenschleim ist übelriechend und gelblich. Auch außen ist die Nase gerötet und entzündet. Zusätzlich schwellen häufig die Lymphdrüsen unter dem Kinn, am Hals und am Nacken an, schmerzen und verhärten sich.
Dosierung: 3mal täglich 1 Tablette oder 5 Tropfen Calcium carbonicum Hahnemanni D 6.

Dieses Mittel wird häufig bei Kindern verwendet, die nicht so recht essen mögen und schlecht gedeihen.

- Der Verdauungsapparat des Calcium carbonicum-Patienten arbeitet zuweilen nicht so wie er sollte. Das kann so weit gehen, daß es zu einer mangelhaften Aufnahme und Verwertung der Nahrung kommt.
Dosierung: 3mal täglich 5 Tropfen oder 1 Tablette Calcium carbonicum Hahnemanni D 6.
- Als Folge der beim Calcium carbonicum-Typ gestörten Magenfunktion kommt es auch häufig zu Übelkeit und Erbrechen, wobei das Erbrochene sauer riecht. Der Unverträglichkeit von Milch und gekochten Speisen steht eine Vorliebe für Eier und Unverdauliches wie Erde oder Kalk gegenüber. Diese Vorliebe läßt sich dadurch erklären, daß die Patienten durch die bevorzugten Stoffe das Sodbrennen mildern möchten, das ihnen häufig mit saurem Aufstoßen und einem bitteren Geschmack im Mund zu schaffen macht.
Dosierung: 3mal täglich 5 Tropfen oder 1 Tablette Calcium carbonicum Hahnemanni D 6.
- Schließlich kann man Calcium carbonicum Hahnemanni auch bei einigen Hauterkrankungen einsetzen.

Wenn selbst kleine Wunden schlecht heilen, sich entzünden und eitern, kann man versuchen, mit Hilfe dieses Homöopathikums die Selbstheilungskräfte der Haut zu unterstützen: Es werden juckende, brennende Ekzeme und Pusteln, nässende Hautausschläge und kleine entzündete Hautstellen mit Calcium carbonicum Hahnemanni behandelt.

Sind größere Hautbezirke betroffen, muß die Therapie unter der Aufsicht eines Arztes erfolgen!

Dieses Mittel sollte zum Einsatz kommt, wenn sich die Haut trotz des brennenden Schmerzes kalt und feucht anfühlt. Der Schweiß, der sie bedeckt, riecht säuerlich. Dosierung: 2mal täglich 1 Tablette oder 5 Globuli Calcium carbonicum Hahnemanni D 12.

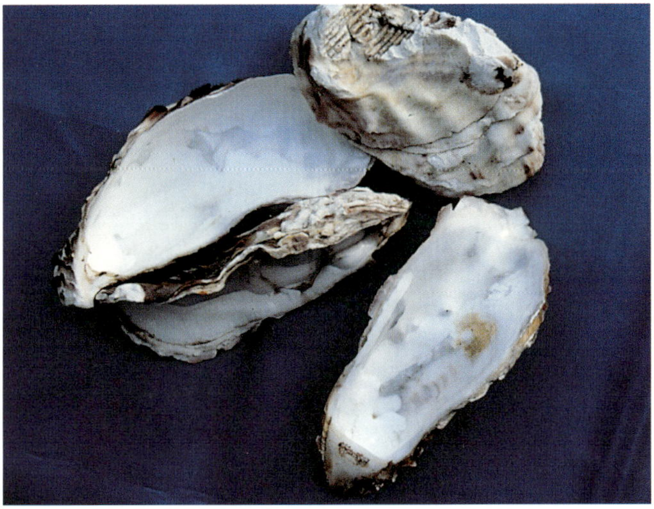

Calcium carbonicum Hahnemanni wird aus Austernschalen hergestellt.

Bei diesen Beschwerden müssen Sie Ihren Arzt zu Rate ziehen

Zum Arzt

◆ Bei Kindern des Calcium carbonicum-Typs sind Zahnung und Knochenreifung häufig verzögert. In diesen Fällen kann man zur Anregung des Calciumstoffwechsels Calcium carbonicum Hahnemanni geben. Ziel dieser Behandlung ist nicht, die fehlende Substanz – das Calcium – zu ersetzen, sondern das betroffene Regulationssystem des Körpers günstig zu beeinflussen.

Geben Sie das Homöopathikum keinesfalls anstelle einer vom Arzt verordneten Vitamin-D-Behandlung!

Dosierungsvorschlag: 2mal täglich 1 Tablette oder 5 Globuli Calcium carbonicum Hahnemanni D 12.

◆ Im Zusammenhang mit Erkältungen kommt es bei Menschen des Calcium carbonicum-Typs immer wieder auch zu Mandelentzündungen mit geschwollenen und geröteten Mandeln. Das Schlucken schmerzt, die Kranken haben das Gefühl, kein Stück fester Nahrung passe mehr durch den verengten Hals. Die stechenden Schmerzen beim Schlucken können bis in die Ohren ausstrahlen.
Dosierungsvorschlag: 3mal täglich 5 Tropfen oder 1 Tablette Calcium carbonicum Hahnemanni D 6.

◆ Auch für Husten sind die Betroffenen recht anfällig. Bei ihnen werden nicht selten Hustenanfälle durch Einatmen oder Essen ausgelöst. Der gelbliche Schleim, den sie aus den Bronchien zu Tage fördern, hat einen merkwürdigen, süßlichen Geschmack. Wenn man auf ihren Brustkorb drückt oder ihn auch nur berührt, haben die Patienten starke Schmerzen.
Dosierungsvorschlag: 3mal täglich 1 Tablette oder 5 Tropfen Calcium carbonicum Hahnemanni D 6.

Nachts wird der Husten schlimmer, vor allem trockener, denn dann wird kaum noch Schleim ausgehustet.

◆ Augen und Ohren können ebenfalls von der Erkältung betroffen sein. Durch ein Fremdkörpergefühl im Auge, brennende Schmerzen und ein Verkleben der Lider über Nacht macht sich eine Entzündung der Augen bemerkbar. Die Bildung eines eitrigen Sekrets im Ohr, nachlassende Hörfähigkeit, begleitet von Ohrenschmerzen beim Schlucken oder Naseputzen, sowie Rauschen und Summen in den Ohren sind Zeichen für einen Katarrh des Ohres.
Dosierungsvorschlag: 3mal täglich 1 Tablette oder 5 Tropfen Calcium carbonicum Hahnemanni D 6.

Im Gehörgang, der Ohrmuschel oder sogar hinter dem Ohr kann es auch zu Entzündungen der Haut kommen.

◆ Dieses Homöopathikum kann auch bei funktionellen Herzbeschwerden helfen. Symptome einer Beeinträchtigung der Herzfunktion, für die Calcium carbonicum angezeigt ist, sind gewöhnlich Atemnot und Herzklopfen, verbunden mit Unruhe und Angst. Die Patienten haben das Gefühl, ihre Brust sei zu eng. Ihr Atem wird kurz, wenn sie sich anstrengen müssen.
Dosierungsvorschlag: 3mal täglich 1 Tablette Calcium carbonicum Hahnemanni D 4.

Die Patienten wünschen sich, endlich einmal wieder tief Luft holen zu können.

◆ Bei krampfartigen Magenschmerzen und Magendrücken hat sich Calcium carbonicum Hahnemanni ebenfalls bewährt. Nahrungsmittelaufnahme verschlimmert den Schmerz, oft beschweren sich die

Patienten über ein Gefühl der Beengung in der Magengegend, als ob ein Gürtel zu eng sei. Bei manchen Patienten ist die Bauchdecke deutlich nach vorne gewölbt und fühlt sich gespannt an. Auch Blähungsbeschwerden können auftreten.
Dosierungsvorschlag: 3mal täglich 1 Tablette Calcium carbonicum Hahnemanni D 6.

Chamomilla – Für unleidliche Kinder und Erwachsene

Hilft bei

- *Zahnungsbeschwerden*
- *Regelbeschwerden*
- *Kopfschmerzen*
- *Erkältung*
- *Magenschmerzen*
- *Ohrenschmerzen*
- *Muskel- und Nervenschmerzen*

Daraus wird dieses Homöopathikum bereitet

Sie kennen sie alle als Tee, die Echte Kamille, aber auch als »Unkraut« auf Schuttplätzen, Brachland, an Wegrändern und Böschungen. Dieser Korbblütler – Chamomilla recutita, früher Matricaria Chamomilla - ist in ganz Europa verbreitet. Erkennungsmerkmale, die sie von anderen Kamillenarten gut unterscheiden, sind der hohle Blütenboden und der angenehme Duft. Früher wurde diese Heilpflanze im Juni gesammelt, auf luftigen Böden getrocknet und als Teedroge gegen vielerlei Beschwerden gebraucht. Heute wird die Echte Kamille in Kulturen angebaut.
Das Homöopathikum Chamomilla bereitet man aus der ganzen frischen Pflanze, die zur Blütezeit geerntet wird.

Diese Menschen sprechen auf Chamomilla am besten an (Wesenstyp)

Die Wirkung von Chamomilla zielt in erster Linie auf das Nervensystem. Typische Chamomilla-Patienten sind reizbare, launenhafte und mürrische Menschen. Sie sind dafür bekannt, daß sie ihre schlechte Laune gerne an ihren Mitmenschen auslassen und auf Widerspruch oder Gegenrede mit Zornesausbrüchen reagieren. Auch ihre Unruhe und Ungeduld sind

Wesenszüge des Chamomilla-Patienten
Beim Chamomilla-Patienten sind die Nerven, die Sinneseindrücke weiterleiten, überempfindlich. Deshalb reagiert er sehr stark auf Gerüche und Geräusche. Besonders sensibel aber ist sein Schmerzempfinden. Er jammert in der Nacht, er halte es nicht mehr aus, seine Schmerzen würden immer unerträglicher. Kranke, die in dieser Weise reagieren, sprechen fast immer gut auf Chamomilla an.

meist gefürchtet. Besonders bewährt hat sich Chamomilla in der Kinderheilkunde. Der Umgang mit Kindern des Chamomilla-Typs ist nicht einfach. Sie sind quengelig und oft mit allem unzufrieden, was man ihnen gibt oder mit ihnen unternimmt, wissen aber selber auch nicht so recht, was sie eigentlich möchten. Bei den Erwachsenen gelten sie als ungezogen und widerborstig. Manchmal sind sie aber auch ängstlich, vollkommen erschöpft und weinerlich. Chamomilla-Patienten, vor allem Kinder, schlafen sehr unruhig. Ihre Beschwerden verschlimmern sich meist nachts. Das gilt besonders für Schmerzen, die plötzlich abends oder in der Nacht auftreten; sie sind so heftig, daß sie die Patienten nicht zur Ruhe kommen lassen.

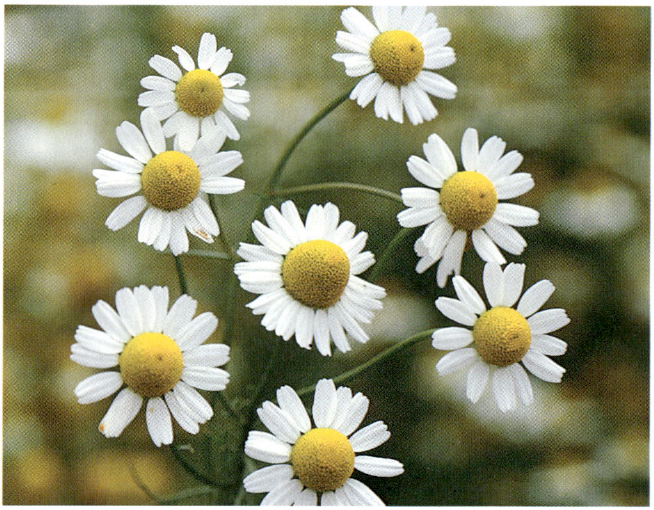

Chamomilla recutita (Echte Kamille)

Leichtere Beschwerden, die Sie selbst behandeln können

Auch für Erwachsene, die als Folge ihrer Nervosität unter Einschlafstörungen leiden, ist Chamomilla geeignet.

◆ Kinder vom Chamomilla-Typ können oft ihrer Nervosität und Unruhe wegen nicht einschlafen, selbst wenn sie bereits übermüdet sind. Kleinkinder möchten ständig auf dem Arm getragen werden und kommen einfach nicht zur Ruhe.
Dosierung: Kleinkinder 5 Globuli oder 1 zerdrückte Tablette Chamomilla D 4; Schulkinder und Erwachsene 5 Globuli Chamomilla D 4 etwa 1 Stunde und noch einmal unmittelbar vor dem Zubettgehen.

◆ Ein besonders schwieriger Abschnitt der Kindheit ist die Zahnungsperiode. Die Kleinen sind während dieser Zeit quengelig und unruhig, sie schlafen schlecht, wachen mitten in der Nacht schreiend auf und wollen von der Mutter auf den Arm genommen werden. Oft ist die eine Wange rot und heiß, die andere dagegen blaß. - Viele Kinder bekommen während des Zahnens Durchfälle, die den Po wund machen, manche reagieren auch mit Fieber oder Hustenanfällen. In diesen Fällen gilt Chamomilla als das Mittel der Wahl.
Dosierung: 3mal täglich 1 zerdrückte Tablette oder 5 Globuli Chamomilla D 4.

TIP

Massieren Sie zusätzlich mehrmals täglich einige Tropfen Chamomilla D 4 mit dem Finger in den Kiefer ein.

◆ Bei Regelbeschwerden mit heftigen krampfartigen Schmerzen ist Chamomilla ebenfalls hilfreich; auch hier wieder vor allem dann, wenn es sich um nervöse und unruhige Frauen handelt. Das abgehende Blut ist dunkel gefärbt und klumpig. Es hat einen starken Geruch.
Dosierung: 3- bis 5mal täglich 5 Globuli oder 1 Tablette Chamomilla D 4.

◆ Drückende Kopfschmerzen, verbunden mit dem Eindruck, alles Blut ströme zum Kopf, können ebenfalls durch Chamomilla gelindert werden. Das Gesicht der Patienten ist gerötet und heiß, sie schwitzen stark am Kopf.
Dosierung: 3mal täglich 5 Globuli oder 1 Tablette Chamomilla D 6.

Die Schmerzen werden oft als ziehend, stechend oder »wie von einem elektrischen Schlag« beschrieben.

◆ Manche Erkältungssymptome lassen sich mit Chamomilla behandeln, wenn die Patienten sehr unruhig und überempfindlich sind. Dazu gehören zum Beispiel Halsschmerzen mit viel Hüsteln und Räuspern sowie Erkältungshusten mit ständigem Kitzel in der Kehle, der die Kranken vor allem nachts nicht zur Ruhe kommen läßt.
Dosierung: 3mal täglich 5 Globuli Chamomilla D 6.

Zum Arzt

Bei diesen Beschwerden müssen Sie Ihren Arzt zu Rate ziehen

◆ Schneidende und krampfartige Schmerzen im Bauchraum verlangen immer eine sofortige Untersuchung durch den Arzt, auch wenn dieser dann nur eine harmlose Ursache feststellt, zum Beispiel eine Blähungskolik oder Leibschmerzen aufgrund eines verdorbenen Magens. Diese Schmerzen können so heftig sein, daß sich die Patienten zusammenkrümmen müssen und dabei die Beine bis dicht an den Bauch anziehen. Bevorzugt kleine Kinder zeigen dieses Verhalten. Ihr Bauch wirkt aufgetrieben, Temperaturerhöhungen, sogar Fieber können auftreten. Die Koliken verschlimmern sich in der Nacht und können durch Wärme günstig beeinflußt werden.

◆ Zu den Verdauungsstörungen, die mit Chamomilla gebessert werden können, gehört auch Magendrücken, das sich typischerweise nach dem Essen einstellt. Dem Patienten ist jegliche Freude am Essen vergällt, weil alle Speisen wie ein Stein im Magen liegen, und er nach den Mahlzeiten einen fauligen und bitteren Geschmack im Mund behält.
Dosierungsvorschlag: Stündlich 5 Tropfen Chamomilla D 2.

◆ Stechende Ohrenschmerzen, die nachts ihren Höhepunkt erreichen und den ohnehin schon unleidlichen Patienten zur Raserei treiben können, sind ebenfalls mit Chamomilla günstig zu beeinflussen.
Dosierungsvorschlag: Stündlich 5 Tropfen Chamomilla D 2.

Die Schmerzen verschlimmern sich in der Nacht und durch Einwirkung von Wärme.

◆ Schließlich kann man mit Chamomilla auch Schmerzen in Muskeln und Nerven behandeln. Das Reißen und Ziehen in den Gliedern, zuweilen gefolgt von einer Gefühllosigkeit, macht den Patienten ruhelos, er ist ständig in Bewegung.
Dosierungsvorschlag: In akuten Fällen 5mal täglich 5 Globuli Chamomilla D 4; zur Dauertherapie 2mal täglich 5 Globuli oder 1 Tablette Chamomilla D 12.

Drosera – Ein homöopathisches Hustenmittel

Hilft bei

- *Erkältungshusten*
- *Bronchitis*
- *Asthma*
- *Keuchhusten*
- *Staublunge*

Daraus wird dieses Homöopathikum bereitet

Er ist schon ein sonderbares Gewächs, der Sonnentau (Drosera rotundifolia). Er breitet auf Mooren und feuchten Böden seine Blattrosette aus. Den Stickstoffmangel dort gleicht er dadurch aus, daß er kleine Insekten fängt. In den Monaten Juli und August entsendet er aus der Rosettenmitte einen langen Blühstiel mit vielen weißlichen Blüten in traubiger Anordnung. Leider wird er bei uns wegen der zunehmenden Trockenlegung der Feuchtgebiete immer seltener.
Das homöopathische Mittel Drosera wird aus der frischen, blühenden Pflanze bereitet.

Leichtere Beschwerden, die Sie selbst behandeln können

◆ Drosera ist ein bewährtes Mittel bei krampfartigem Erkältungshusten, der den Patienten salvenartig überfällt, und ihm kaum noch Zeit zum Luftholen läßt. Manche Patienten geraten während dieser Hustenanfälle regelrecht in Panik, weil sie das Gefühl haben, ersticken zu müssen. Durch einen ständigen Kitzelreiz in der Kehle werden immer neue Hustenanfälle provoziert, was den Rachen wund und trocken macht. Die Hustensalven treten bevorzugt am Abend, direkt nach dem Zubettgehen oder in der Nacht auf. Dosierung: Stündlich 5 Globuli Drosera D 6.

Ein organspezifisches Mittel
Drosera ist ein Homöopathikum, das seine Wirkung spezifisch auf die Lunge richtet. Deshalb gibt es keine Beschreibung des Wesenstyps, wohl aber Besonderheiten, die bei den einzelnen Beschwerdebildern dargestellt sind.

Bei diesen Beschwerden müssen Sie Ihren Arzt zu Rate ziehen

■ Zum Arzt

◆ Auch sehr schwerer Husten, etwa bei einer Bronchitis oder bei Bronchialasthma, läßt sich mit Drosera lindern. Der Husten ist zuweilen so heftig, daß er Erbrechen auslöst. Der ausgehustete Schleim ist meist gelblich und sehr zähflüssig. Heftige,

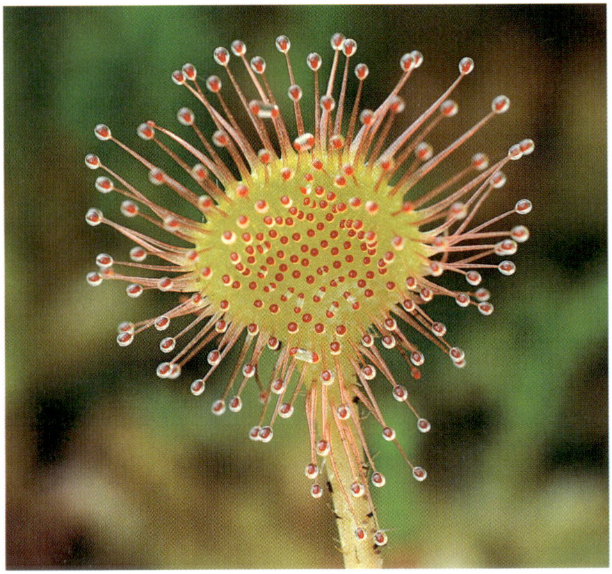

Drosera rotundifolia (Sonnentau)

stechende Schmerzen in den Bronchien, die nach Abklingen der Hustenattacke andauern können, beeinträchtigen das Wohlbefinden zusätzlich. Sie bessern sich, wenn man die Hände fest auf die Brust drückt. Dieses Merkmal ist ein wichtiger Hinweis für den Einsatz von Drosera.
Dosierungsvorschlag: Stündlich 5 Tropfen Drosera D 3.

◆ Man kann Drosera auch zusätzlich zur ärztlichen Therapie von Keuchhusten bei Kindern verwenden, denn bellende stoßartige Hustenanfälle sind typisch für Keuchhusten.
Dosierungsvorschlag: 5mal täglich 5 bis 10 Tropfen oder Streukügelchen Drosera D 6.

◆ Bei Lungenemphysem oder Staublunge mit viel sehr zähem, fadenziehendem Sekret kann eine kombinierte Gabe von Drosera und Coccus cacti sinnvoll sein.
Dosierung: Im Abstand von etwa 2 Stunden im Wechsel jeweils 5 Tropfen Drosera D 4 und Coccus cacti D 4.

Hilft bei

- *Kopfschmerzen*
- *Migräne*
- *grippalem Infekt*
- *Sommergrippe*
- *Heuschnupfen*
- *Trigeminusneuralgie*
- *Muskelschwäche*
- *Wehenschwäche*
- *Kreislaufbeschwerden*

Gelsemium – Für benommene, apathische Patienten

Daraus wird dieses Homöopathikum bereitet

Gelsemium sempervirens, »Falscher Jasmin«, der mit dem bei uns beliebten Jasmin nicht identisch ist, ist ein in Nordamerika und Ostasien beheimateter Schlingstrauch. Die gelblichen oder weißen Blüten mit einer großen, glockigen Blütenkrone duften stark und angenehm.
Das Homöopathikum Gelsemium wird aus dem frischen Wurzelstock der Pflanze hergestellt.

Diese Menschen sprechen auf Gelsemium am besten an (Wesenstyp)

In der Homöopathie wird Gelsemium bevorzugt dann eingesetzt, wenn Erkrankungen als Folge von Aufregungen oder Anstrengungen auftreten. Viele Menschen reagieren nach einer großen Belastung mit Kopfschmerzen, viele mit anderen Beschwerden, beispielsweise Durchfällen, Magenkrämpfen, Herzbeschwerden oder Erschöpfungszuständen.
Wer sich ständig erschöpft und müde fühlt, wem das Denken und Reden schwer wird, weil er sich »wie betäubt« fühlt, der sollte zu Gelsemium greifen, wenn er unter den im folgenden beschriebenen Erkrankungen leidet. Muskeln und Glieder werden schwer und unbeweglich, der Patient macht einen benommenen, manchmal sogar apathischen Eindruck.

Gelsemium nach Aufregung
Gelsemium wirkt nur, wenn Beschwerden auftreten, nachdem das aufregende Ereignis bereits vorüber ist. Dosierung: 3mal täglich 5 Globuli oder 1 Tablette Gelsemium D 6. Gegen Prüfungsangst oder Lampenfieber vor einem Auftritt ist Argentum nitricum das passende Mittel.

Leichtere Beschwerden, die Sie selbst behandeln können

◆ Dumpfe, drückende Kopfschmerzen, mit dem Gefühl, als ob man ihm ein Band fest um den Kopf gelegt habe, quälen den Gelsemium-Patienten. Häufig beginnen die Schmerzen im Nacken und ziehen von dort aus über den ganzen Kopf bis nach vorne zu den Augen. Dabei ist manchmal auch nur eine Seite des Kopfes betroffen. Oft treten diese Schmerzen nach großen Anstrengungen oder Aufregungen auf. Sie werden besonders schlimm, wenn man sich in Gedanken mit ihnen beschäftigt.
Dosierung: Bei heftigen Schmerzattacken stündlich 5 Globuli Gelsemium D 4; zur Dauerbehandlung 3mal täglich 5 Globuli Gelsemium D 6.
◆ Bei der Behandlung von fiebrigen, grippalen Infekten ist Gelsemium dann das richtige Mittel, wenn die Erkrankten erschöpft und benommen sind. Wie zerschlagen fühlt sich ihr Körper an, und sie müssen neben Gliederschmerzen meist auch starke Kopfschmerzen ertragen.

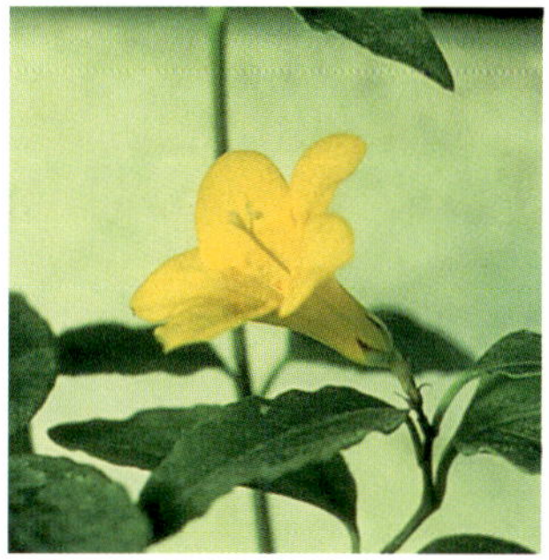

Gelsemium sempervirens (Falscher Jasmin)

Zuweilen bessern sich die Beschwerden nach dem Entleeren der Blase.

Nicht geeignet ist Gelsemium zur Behandlung chronischer Kieferhöhlenvereiterungen, bei denen ein zäher, mit Eiter durchsetzter Schleim abgesondert wird!

Die Entzündung, die die fiebrigen Infekte auslöst, kann sich an verschiedenen Organen entwickeln. Es können Halsentzündungen mit Heiserkeit, Schluckbeschwerden und rauher Hals auftreten, aber auch Kitzelhusten und krampfartige Hustenanfälle sowie Nasenkatarrhe. Ein Schnupfen läßt sich aber nur während der ersten, der akuten Phase mit Gelsemium wirksam behandeln, solange noch ein scharfes, dünnflüssiges Sekret produziert wird.
Da die durch Gelsemium beeinflußbaren Beschwerden typischerweise im Warmen, zum Beispiel bei heißem oder schwülem Wetter, auftreten, verwendet man dieses Homöopathikum oft mit Erfolg auch bei der »Sommergrippe« oder zur Besserung der Symptome eines Heuschnupfens.
Dosierung: 3mal täglich 5 Globuli Gelsemium D 6.

◆ Bei krampfartigen Regelschmerzen kommt Gelsemium dann in Frage, wenn die Periode nicht zum gewohnten Zeitpunkt in gewohnter Stärke einsetzt, wenn es sich also um eine unterdrückte Blutung handelt. Wichtiges Auswahlkriterium für Gelsemium: Die Patientinnen fühlen sich matt und erschöpft. Ihre Schmerzen strahlen gelegentlich bis ins Becken und zum Rücken aus.
Dosierung: 3mal täglich 5 Globuli oder 1 Tablette Gelsemium D 6.

Wann Gelsemium, wann Belladonna?
Das Gesicht der Gelsemium-Patienten ist hochrot, wie das der Belladonna-Patienten. Belladonna-Typen sind jedoch überreizt und erregt, Gelsemium-Patienten dagegen apathisch und schläfrig.

Zum Arzt

Bei diesen Beschwerden müssen Sie Ihren Arzt zu Rate ziehen

◆ Eine »echte« Migräne, die dem Patienten durch das gemeinsame Auftreten von Kopfschmerzen, Gleichgewichts- und Sehstörungen zu schaffen macht, spricht ebenfalls gut auf Gelsemium an. Wichtig aber ist, daß die Kopfschmerzen als drückend empfunden werden, und daß die Erkrankten müde bis zur Benommenheit sind. Ihr Gesicht ist leicht gerötet, und sie klagen über »Doppeltsehen« und Schwindelanfälle, vor allem wenn sie sich bewegen.

Dosierungsvorschlag: 1- bis 2mal täglich 5 Globuli Gelsemium D 12; im akuten Anfall 3mal täglich 5 Globuli Gelsemium D 6.

◆ Außerdem können Trigeminus-Neuralgien, die zu ziehenden Gesichtsschmerzen und Zuckungen der Gesichtsmuskulatur führen, mit Gelsemium behandelt werden.

Dosierungsvorschlag: Bei heftigen Schmerzattacken stündlich 5 Globuli Gelsemium D 4; in weniger akuten Fällen 3mal täglich 5 Globuli Gelsemium D 6.

◆ Muskelschwäche, Zittrigkeit oder Probleme mit der Beweglichkeit der Glieder sind ebenfalls einer Behandlung mit Gelsemium zugänglich. Dies gilt vor allem, wenn schneidende Schmerzen auftreten – »als ob ich von einem elektrischen Schlag getroffen worden sei«, wie die Patienten oft sagen.

Dosierungsvorschlag: 1mal täglich 1 Tablette oder 5 Globuli Gelsemium D 12.

Erwarten Sie nicht zu viel!
Auch in der Homöopathie gibt es keine Wundermittel, die Lähmungen oder Beeinträchtigungen der Muskelkraft infolge organischer oder mechanischer Schäden »wegzaubern« können. Mit Hilfe kleiner und kleinster Heilreize wird vielmehr versucht, die Abwehrkraft und die tief im Menschen sitzende Lebensenergie zu stärken, um so auf die Krankheiten des Patienten einzuwirken.

◆ Gelsemium wird auch bei Störungen des Herz-Kreislauf-Systems eingesetzt. Zum einen verwendet man es zur Kräftigung bei jenen Patienten, die nach überstandener Krankheit einen Kreislaufzusammenbruch oder einen Schwächeanfall erlitten haben, zum anderen gibt man es Kranken, die unter nervösen Herzbeschwerden leiden. Diese Patienten wachen zum Beispiel in der Nacht plötzlich mit der Angst auf, ihr Herz bliebe stehen oder sie müßten sich sogleich körperliche Bewegung verschaffen, damit es weiterschlage.

Der Schlagrhythmus des Herzens dieser Patienten ist meist unregelmäßig, der Puls relativ weich und schwach, also schlecht zu fühlen.

Dosierungsvorschlag: 3mal täglich 5 Globuli Gelsemium D 6.

◆ Bei Wehenschwäche kann Gelsemium ebenfalls mit Erfolg verwendet werden, wobei stets der entbindende Arzt über die homöopathische Medikation informiert sein muß.

Dosierungsvorschlag: 3mal täglich 5 Globuli oder 1 Tablette Gelsemium D 6.

Hepar sulfuris – Wenn bestehende Entzündungen zu eitern beginnen

Hilft bei

- *Übelkeit*
- *Hautbeschwerden*
- *Nasennebenhöhlenentzündung*
- *Mandelentzündung*
- *Pseudokrupp*
- *Augenentzündung*
- *Ohrenentzündung*
- *Magenschmerzen*
- *Prostatabeschwerden*

Daraus wird dieses Homöopathikum bereitet

Unter Hepar sulfuris, »Kalkschwefelleber«, kann sich der Laie wenig vorstellen, überdies hat das mit Leber auch nichts zu tun. Etwas mehr sagt schon die Art der Herstellung dieses Mittels aus. Schwefelblüte, eine besonders feine Form des elementaren Schwefels, mischt man mit den weißen inneren Teilen der Austernschalen und glüht das Gemisch, wobei verschiedene Verbindungen aus Kalzium und Schwefel entstehen. Sie bilden den Ausgangsstoff für das Homöopathikum Hepar sulfuris.

Diese Menschen sprechen auf Hepar sulfuris am besten an (Wesenstyp)

Sie verhalten sich zwiespältig, einerseits sind sie phlegmatisch und träge, andererseits aber jähzornig und reizbar. Diese Eigenschaften sind wohl Folgen der Niedergeschlagenheit und Unzufriedenheit, die tief in ihnen schlummern.
Beim Essen liebt der Hepar sulfuris-Typ Saures oder scharf Gewürztes. Er schwitzt sehr oft, sein Schweiß riecht äußerst unangenehm. Er gehört zu jenen Menschen, die sich schon eine Erkältung holen, wenn sie nur wenige Minuten in einem kalten Luftzug oder bei unwirtlichem Wetter im Freien zubringen mußten.

Leichtere Beschwerden, die Sie selbst behandeln können

Eine Halsentzündung ist dadurch gekennzeichnet, daß der Patient das Gefühl hat, in seinem Hals habe sich ein Splitter festgesetzt.

◆ Zu den Erkältungskrankheiten, die mit Hepar sulfuris behandelt werden können, zählen Schnupfen und Rachenentzündung. Die Stimme des Patienten klingt heiser und ist sehr leise, seinen Schnupfen schleppt er mitunter wochenlang mit sich herum. Dickes, gelbes Sekret verstopft seine Nasenlöcher und macht sie wund. Wenn es ihn »schlimm erwischt hat«, kann sogar die ganze Nase angeschwollen sein.
Dosierung: 3mal täglich 1 bis 2 Tabletten Hepar sulfuris D 4.

◆ Manchmal wird ein Patient bei seiner Erkältung von einem ständigen Hustenreiz in der Kehle geplagt, der

den Hals angreift und wund macht. Das kommt häufig daher, daß der Schleim noch fest in den Bronchien sitzt, sich also nicht löst.
Dosierung: Zweistündlich 1 Tablette Hepar sulfuris D 4.

◆ Wenn »das Essen wie ein Stein im Magen liegt« und Übelkeit mit Brechneigung auftreten, kann Hepar sulfuris ebenfalls helfen. Auffällig ist der große Appetit der Kranken auf scharfe und saure Speisen; unter Umständen verlangen sie sogar nach purem Essig. Abgesehen davon wollen sie kaum etwas essen, gelegentlich entwickeln sie sogar einen regelrechten Widerwillen gegen jegliche Nahrung, insbesondere aber gegen fettes Essen.
Dosierung: 3mal täglich 1 Tablette Hepar sulfuris D 4.

Zum Arzt

Wenn nach wenigen Tagen keine Besserung eintritt; die Krankheitsursache muß geklärt werden.

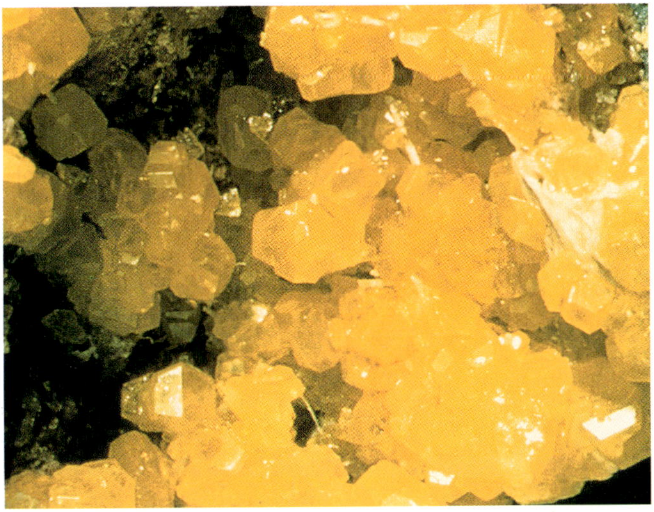

Schwefelblüte – ein Bestandteil von Hepar sulfuris.

◆ Die Haut des Hepar sulfuris-Patienten ist »unheilsam«. Selbst kleine Verletzungen eitern und entzünden sich, die Haut juckt und brennt dann und darf an den befallenen Stellen nicht berührt werden. Besonders anfällig für Eiterungen sind entzündete Bereiche in Hautfalten.
Bei Kälte ist die Heilung besonders stark verlangsamt. Um Entzündungen, zum Beispiel Aknepusteln, zum Abheilen zu bringen, muß man eine relativ hohe Potenz Hepar sulfuris einsetzen, andernfalls verstärkt

man die Tendenz zur Eiterung (auch Seite 67).
Dosierung: 2mal täglich 1 Tablette Hepar sulfuris D 12.

Zum Arzt

Bei diesen Beschwerden müssen Sie Ihren Arzt zu Rate ziehen

- Der Hepar sulfuris-Typ neigt zu chronischen Nasennebenhöhlenentzündungen mit der Bildung eines zähen, mit Eiter durchsetzten Sekrets. Die Nasenschleimhäute, mitunter auch der ganze Nasenbereich, schwellen an und entzünden sich.
Dosierungsvorschlag: 3mal täglich 1 bis 2 Tabletten Hepar sulfuris D 4.
- Hepar sulfuris hat sich bei Entzündungen und Vereiterungen der Mandeln ebenfalls sehr bewährt. Auch hier ist typisch, daß der Patient das Gefühl hat, ein Splitter stecke in seinem Hals.
Dosierungsvorschlag: 3mal täglich 1 Tablette Hepar sulfuris D 4.
- Sogar eine die ärztliche Therapie unterstützende Behandlung des Pseudokrupp ist mit diesem Homöopathikum schon erfolgreich gewesen.
Dosierungsvorschlag: 2mal täglich 1 Tablette Hepar sulfuris D 6.
- Wenn Entzündungen am Auge bereits zu eitern begonnen haben, wird ebenfalls mit Hepar sulfuris behandelt. Dabei kann es sich um Bindehautentzündungen, Gerstenkörner oder Lidrandentzündungen handeln, die alle dazu führen, daß die Augen kein helles Licht mehr vertragen, gerötet und geschwollen sind.
Dosierungsvorschlag: 3mal täglich 1 Tablette Hepar sulfuris D 4.
- Für Ohrenentzündungen, die sich durch heftige, stechende Schmerzen und ungewohnte Ohrgeräusche bemerkbar machen, gilt, daß sie nur dann mit Hepar sulfuris behandelt werden sollen, wenn sie sich bereits im Stadium der Eiterung befinden.
Dosierungsvorschlag: 3mal täglich 1 Tablette Hepar sulfuris D 4.

Neben der ärztlichen Behandlung
Auch nach der Eröffnung des Eiterherdes durch den Arzt soll die homöopathische Therapie mit Hepar sulfuris bis zur völligen Ausheilung beibehalten werden.

◆ Magenschmerzen, von den Patienten als »nagend« empfunden, und schmerzhafte Hungergefühle lassen sich mit Hepar sulfuris ebenfalls behandeln.
Dosierungsvorschlag: 3mal täglich 5 Tropfen oder 1 Tablette Hepar sulfuris D 6.
◆ Auch Patienten, die, etwa aufgrund eines Prostataleidens, beim Wasserlassen lange warten müssen, bis der Harn kommt, hilft Hepar sulfuris. Das Wasser fließt bei ihnen nur tröpfelnd und ohne Druck ab, sie haben das Gefühl, es bliebe immer ein Rest in der Blase zurück. Die Mündung der Harnröhre ist oft entzündet und wund.
Dosierungsvorschlag: 2mal täglich 5 bis 10 Tropfen Hepar sulfuris D 6.
◆ Schließlich wirkt Hepar sulfuris hervorragend bei eiternden Hautentzündungen aller Art. Dazu gehören Ekzeme und Ausschläge, Furunkel und Karbunkel, aber auch Eiterungen, wie sie häufig am Nagelbett auftreten (Seite 65). Die Haut juckt und ist sehr berührungsempfindlich.
Bei der Dosierung muß man sorgfältig unterscheiden: Dosierungsvorschlag für Erkrankungen, bei denen die Eiterung reifen soll, zum Beispiel bei Furunkeln und Karbunkeln: zweistündlich 1 Tablette Hepar sulfuris D 4.
Dosierungsvorschlag für Erkrankungen, bei denen eine Entzündung verhindert werden soll: 2mal täglich 1 Tablette Hepar sulfuris D 12.

Mit Hepar sulfuris werden Eiterungen der Haut zum Reifen gebracht oder Entzündungen verhindert.

Ipecacuanha – Wenn der Magen Probleme bereitet

Daraus wird dieses Homöopathikum bereitet

In Brasilien wächst der immergrüne Strauch Cephaelis ipecacuanha. Bei uns führt die Wurzel dieser Pflanze auch die Bezeichnung »Brechwurzel«, da man früher das Pulver als Brechmittel verabreichte. Diese Wirkung zeigt sich auch im Arzneimittelbild.
Die getrockneten Wurzeln der Pflanze sind die Ausgangssubstanz des Homöopathikums Ipecacuanha.

Hilft bei

- *Magenbeschwerden*
- *Kopfschmerzen*
- *Periodenschmerzen*
- *Verdauungsbeschwerden*
- *Husten mit Erbrechen*

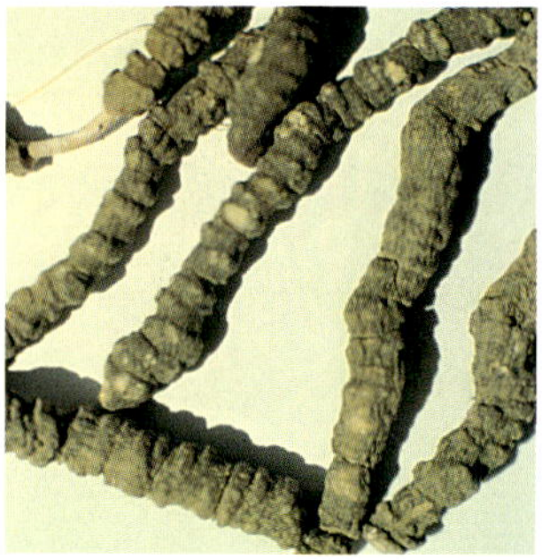

Ipecacuanha (Brechwurzel)

Diese Menschen sprechen auf Ipecacuanha am besten an (Wesenstyp)

In der Homöopathie wird dieses Mittel immer dann eingesetzt, wenn dem Patienten etwas »auf den Magen geschlagen« ist. In erster Linie ist dies natürlich bei einem verdorbenen Magen oder einer Sommergrippe der Fall, aber auch Krankheiten, bei denen eigentlich andere Symptome im Vordergrund stehen, beispielsweise Migräne, Husten oder Menstruationsbeschwerden, bescheren dem Patienten gelegentlich Probleme mit dem Magen.

Leichtere Beschwerden, die Sie selbst behandeln können

◆ Wer kennt nicht das elende Gefühl eines »verdorbenen Magens«, wenn man einmal beim Essen »gesündigt« hat, indem man einfach zu viel oder zu fett gegessen oder zu viel Verschiedenes in den Magen gepackt hat. Bei den auf diese Weise verursachten Magenbeschwerden mit Übelkeit ist Ipecacuanha eines der wichtigsten Mittel der Homöopathie.

Selbst wenn ihr Magen bereits völlig leer ist, erbrechen die Patienten noch bitteren Schleim.

Die Betroffenen fühlen sich sterbenselend und müssen sich immer wieder übergeben, ohne daß sich aber die Übelkeit dadurch bessert. Ihre Speicheldrüsen laufen auf Hochtouren. Dabei ekeln sie sich so vor allen Speisen, daß sie sich nicht vorstellen können, jemals wieder etwas essen zu können.

Dosierung: 3mal täglich 5 Globuli Ipecacuanha D 4.

◆ Viele Menschen haben immer wieder einmal quälende Kopfschmerzen. Wenn die Schmerzen in regelmäßigen Abständen wiederkehren, bevorzugt abends und in der Nacht auftreten, mit Übelkeit verbunden sind, die zum Erbrechen, aber nicht zur Besserung führt, sich aber durch Ausruhen bessern, dann ist Ipecacuanha eine Hilfe.

Es ist auch möglich, daß nur die eine Seite des Kopfes schmerzt.

Dosierung: 3mal täglich 5 Globuli oder 1 Tablette Ipecacuanha D 6.

◆ Schließlich können auch Frauen zu Ipecacuanha greifen, die sich zur Zeit ihrer Menstruation immer wieder elend und schwach fühlen.

Ihre Blutungen sind gewöhnlich sehr stark, wobei das Blut hellrot ist.

Dosierung: 3mal täglich 5 Globuli Ipecacuanha D 12.

Bei diesen Beschwerden müssen Sie Ihren Arzt zu Rate ziehen

■ **Zum Arzt**

◆ Verdauungsbeschwerden, zum Beispiel krampfartige Magenschmerzen und Durchfall, gehören ebenso zum Heilspektrum von Ipecacuanha wie Infektionen von Magen und/oder Darm – zum Beispiel eine Sommergrippe oder ein Darmkatarrh –, wenn diese Erkrankungen mit heftiger Übelkeit, mit Brechreiz und Ekel vor Speisen einhergehen. Die Kranken fühlen sich sehr elend, auch durch das Erbrechen empfinden sie keinerlei Erleichterung.
Dosierungsvorschlag: 3mal täglich 5 Globuli Ipecacuanha D 4.

◆ Auch bei Hustenanfällen, die so heftig sind, daß sie Erbrechen auslösen, kann Ipecacuanha helfen. Zwischen den Hustenattacken müssen die Patienten regelrecht nach Luft schnappen, um zu Atem zu kommen. Wenn man aufmerksam hinhört, kann man manchmal beim Atmen oder Husten des Patienten ein rasselndes Geräusch in der Brust hören.
Dosierungsvorschlag: 3mal täglich 5 Globuli Ipecacuanha D 4.

Für Hustenanfälle jeder Art
Welche Krankheit diesen Beschwerden zugrunde liegt, ist für die Behandlung mit Ipecacuanha von untergeordneter Bedeutung; es kann sich um eine Bronchitis mit festsitzendem Schleim, um Keuchhusten, um einen allergisch bedingten Husten oder um Asthma handeln.

Mercurius solubilis – Gegen entzündliche Veränderungen an Schleimhaut und Haut

Hilft bei

- *Erkältungskrankheiten*
- *Beschwerden im Mund*
- *Augenentzündung*
- *Ohrenentzündung*
- *Mandelentzündung*
- *Colitis ulcerosa*
- *Rheumabeschwerden*
- *Hautentzündungen*

Daraus wird dieses Homöopathikum bereitet

Dieses Homöopathikum ist ein Gemisch aus verschiedenen quecksilberhaltigen Verbindungen und Quecksilber. Hergestellt wird es aus Quecksilbernitrat mit Hilfe von Salpetersäure und Ammoniak. Dabei erhält man ein schwarzes, glänzendes Pulver, das dann nach den homöopathischen Regeln weiterverarbeitet wird. Bis zur sechsten Dezimalpotenz (D 6) gibt es nur feste Arzneiformen, zum Beispiel Tabletten.

Diese Menschen sprechen auf Mercurius solubilis am besten an (Wesenstyp)

Mit vier Eigenschaften kann man das Wesen eines Mercurius solubilis-Patienten recht vollständig umschreiben: hastig, fahrig, unruhig, gereizt. Diese Wesenszüge bestimmen seine Lebensweise, seinen Umgang mit Menschen, seine Arbeitsweise und vieles mehr.

Konzentriertes, gründliches Arbeiten ist so gar nicht seine Art. Wenn er etwas leisten muß, fließt sein Schweiß in Strömen, ist dabei recht klebrig und riecht sehr unangenehm. Nachts erreichen Stimmung und Befinden eines Mercurius solubilis-Patienten einen Tiefpunkt. Auch bei kaltem, insbesondere naßkaltem Wetter fühlt er sich äußerst unwohl.

Leichtere Beschwerden, die Sie selbst behandeln können

◆ Bei Erkältungskrankheiten kann man Mercurius solubilis in vielen Fällen anwenden. Es hilft bei Schnupfen mit verstopfter Nase, bei dem große Mengen eines wundmachenden Nasensekrets gebildet werden, bei trockenem Erkältungshusten mit festsitzendem Schleim und bei Halsentzündungen, die Schluckbeschwerden und eine überstarke Speichelproduktion auslösen.
Dosierung: 2mal täglich 5 Globuli oder 1 Tablette Mercurius solubilis D 12.

Frühzeitig einnehmen
Man verwendet dieses Mittel sehr oft bei entzündlichen Vorgängen. Bei dieser Indikation sollte die Therapie bereits im ersten Stadium der Eiterung beginnen. Dieser Moment läßt sich beispielsweise daran erkennen, daß Sekrete wie Auswurf bei Husten oder Nasenschleim bei Schnupfen durch den Eiter gelblich gefärbt, manchmal sogar mit Blut durchsetzt sind.

Zum Arzt

Bei diesen Beschwerden müssen Sie Ihren Arzt zu Rate ziehen

◆ Bei entzündeten Schleimhäuten kann Mercurius solubilis besonders nützlich sein. Dies gilt beispielsweise für Blutungen mit schwammigen Schwellungen im Mund. Die Speichelbildung ist erheblich gesteigert und die Lymphknoten am Hals sind häufig schmerzhaft geschwollen.

Am Rand der belegten oder geschwollenen Zunge sind die Abdrücke der Zähne zu sehen. Auch einen unangenehmen Mundgeruch bemerkt man oft.
Dosierungsvorschlag: 2mal täglich 5 Globuli Mercurius solubilis D 12.

Für die Behandlung ist es fast schon zu spät, wenn die Erkrankung bereits so weit fortgeschritten ist, daß sich Zähne lockern oder sogar ausfallen.

- Wenn es unter dem Augenlid reibt und brennt, als sitze dort ein Sandkorn, das sich trotz aller Bemühungen nicht entfernen läßt, handelt es sich meist um eine Entzündung des Auges. Dabei sind die Augen sehr lichtempfindlich; oft tränen sie heftig.
Dosierungsvorschlag: 3mal täglich 1 Tablette Mercurius solubilis D 12.
- Bei Ohrenentzündungen mit stechenden Schmerzen, die sich in der Wärme verschlimmern, lohnt sich der Einsatz von Mercurius solubilis ebenfalls. Diese Art der Ohrenentzündung verursacht aber nicht nur Schmerzen, sie kann auch die Hörfähigkeit erheblich einschränken und zu einer Eiterung führen.
Dosierungsvorschlag: 3mal täglich 1 Tablette Mercurius solubilis D 12.
- Mandelentzündungen mit heftigen Schmerzen beim Schlucken und Vereiterungen der Nasennebenhöhlen mit Absonderung eines hautreizenden, gelblichen Nasensekrets sind weitere Einsatzbereiche von Mercurius solubilis.
Dosierungsvorschlag: 2mal täglich 5 Globuli oder 1 Tablette Mercurius solubilis D 12.
- Auch Schleimhautentzündungen in Magen und Darm mit Brennen, Drücken und Übelkeit sind durch Mercurius solubilis günstig zu beeinflussen.

Eine besonders große Bedeutung hat dieses Mittel erlangt bei der Behandlung von Dickdarmentzündungen, zum Beispiel der Colitis ulcerosa. Das hervorstechendste Symptom dieser meist sehr unangenehmen und hartnäckigen Erkrankung sind heftige Durchfälle mit schleimigen und/oder blutigen Stühlen, die die Haut um dem After angreifen und wund machen. Nach dem Stuhlgang beschweren sich die Patienten über das Gefühl einer unvollständigen oder noch nicht vollendeten Darmentleerung, was schließlich zu krampfartigen Zuständen des Schließmuskels führen kann.
Dosierungsvorschlag: 3mal täglich 1 Tablette Mercurius solubilis D 12.

Mercurius solubilis kann zusätzlich zu diätetischen oder anderen vom Arzt verordneten Maßnahmen verwendet werden.

◆ Wer sich unzureichend bekleidet naßkaltem Wetter ausgesetzt hat, muß mitunter noch lange dafür büßen. Rheumatische Schmerzen, die manche Bewegungen behindern oder sogar unmöglich machen, Muskelschwäche und Gliederzittern sind oft die unangenehmen Folgen. Grund dafür sind Entzündungen des Bewegungsapparates, die mit Mercurius solubilis behandelt werden können. Schweißausbrüche und Hitzewallungen tragen vor allem nachts zusätzlich zum Mißbefinden des Patienten bei.
Dosierungsvorschlag: 2mal täglich 1 Tablette oder 5 Globuli Mercurius solubilis D 12.

◆ Entzündliche Prozesse der Haut, zum Beispiel Abszesse und Furunkel, oder unter der Haut, etwa Venenentzündungen, können mit Mercurius solubilis ebenfalls erfolgreich behandelt werden. Auch wenn die Erkrankungen sehr dauerhaft und schwer zu bessern sind, wie dies bei einem »offenen Bein« oder nässenden Ekzemen der Fall sein kann, oder wenn eine Eiterung zu befürchten ist, hat Mercurius solubilis schon gute Ergebnisse gezeigt.
Dosierungsvorschlag: 2mal täglich 5 Globuli oder 1 Tablette Mercurius solubilis D 12.

Quälende Nächte
Nachts in der Wärme des Bettes tritt regelmäßig eine Verschlimmerung der Entzündungen ein. Die Haut der Patienten ist gewöhnlich von Natur aus sehr anfällig und abwehrschwach, so daß Entzündungen und Eiterungen fast ständig auftreten.

Hilft bei

- *Katerbeschwerden*
- *Schnupfen*
- *Magen-Darm-Beschwerden*
- *Verstopfung*
- *Hexenschuß*

Nux vomica – Wenn Streß und Hektik krank machen

Daraus wird dieses Homöopathikum bereitet

In Asien, Afrika, Nordaustralien und auf Ceylon wächst der Brechnußbaum, Strychnos nux-vomica.
Aus seinen tellerförmigen weißen Blüten entwickeln sich große orangerote Beeren mit vier bis fünf grünlichgrauen, seidigbehaarten Samen, die als »Krähenaugen« bezeichnet werden. Wegen ihres Strychningehalts sind sie ungemein giftig.
Das Homöopathikum Nux vomica wird aus den reifen, getrockneten Beeren des Brechnußbaumes bereitet.

Diese Menschen sprechen auf Nux vomica am besten an (Wesenstyp)
Sie haben ein aufbrausendes, reizbares Temperament; es sind die »Managertypen«, die ständig unter Hochspannung stehen, den ganzen Tag über gestreßt, gehetzt und überarbeitet sind und besonders häufig unter jenen Beschwerden leiden, die sich mit Nux vomica erfolgreich behandeln lassen. Ihre Mitmenschen verärgern sie mit ihrem jähzornigen, streitsüchtigen Wesen, sie vertragen keinen Widerspruch und sind oft den ganzen Tag über mißmutig und ärgerlich. Ab und zu haben sie aber Phasen, in denen sie sich sehr niedergeschlagen, ängstlich und weinerlich fühlen. Jegliches Essen führt im allgemeinen zu einer Verschlechterung ihres Befindens.

Nux vomica für Morgenmuffel
Nux vomica-Typen fällt das Aufstehen besonders schwer, sie sind schlecht gelaunt und ärgerlich, weil all ihre Beschwerden und Schmerzen morgens am schlimmsten sind. Der Genuß von Kaffee, Tabak oder Alkohol bekommt ihnen nicht, obwohl sie andererseits von diesen Reizmitteln nicht lassen können.

Leichtere Beschwerden, die Sie selbst behandeln können.
◆ Ein Hauptanwendungsgebiet von Nux vomica sind »Kater«-Beschwerden nach übermäßigem Alkohol- oder Nikotin-Genuß: Kopfschmerzen, Übelkeit und Brechreiz, Magenkrämpfe und Schwindel mit Benommenheit, wobei das Befinden am »Morgen danach« deutlich am schlimmsten ist.
Dosierung: 5 Globuli Nux vomica D 6 in stündlichen Abständen bis zum Nachlassen der Beschwerden.
◆ Mit Nux vomica kann man auch einen einfachen Schnupfen kurieren. Die Nasenschleimhäute der Patienten sind ausgetrocknet und wund, jucken heftig und schwellen in der Nacht an, so daß beim Schlafen die Atmung nur durch den Mund möglich ist.
Dosierung: 3mal täglich 5 Globuli Nux vomica D 4.

Bei diesen Beschwerden müssen Sie Ihren Arzt zu Rate ziehen

■ Zum Arzt

◆ Die Hektik ihrer Lebensführung schlägt den Menschen vom Nux vomica-Typ häufig auf Magen und

Häufig sind auch durch Hämorrhoiden bedingte Beschwerden, wobei Blut im Stuhl sein kann.

Darm. Magenschmerzen und -drücken, Sodbrennen und Aufstoßen mit einem bitteren, unangenehmen Geschmack im Mund, Übelkeit und Erbrechen ein bis zwei Stunden nach dem Essen sind die Folgen. Appetit fehlt ihnen gänzlich, zuweilen haben sie sogar eine regelrechte Abneigung gegen Nahrungsmittel. Dann liegt ihnen jegliches Essen wie ein Stein im Magen und sie fühlen sich vollgestopft, ihr Bauch ist aufgetrieben und reagiert sehr empfindlich auf Druck von außen, zum Beispiel durch einengende Kleidung.
Dosierungsvorschlag: 3mal täglich 5 Globuli Nux vomica D 4.

◆ Außerdem leiden die Patienten häufig unter spastischer Obstipation, einer Verstopfung, die durch eine unwillkürliche krampfhafte Verspannung der Darmmuskulatur verursacht wird und mit ständigem, vergeblichem Stuhldrang und kleinknolligen Stühlen verbunden ist.
Dosierungsvorschlag: 3mal täglich 5 Globuli Nux vomica D 4.

◆ Schließlich hilft Nux vomica bei Kreuzschmerzen und schmerzhaften Verspannungen der Muskulatur, wie sie zum Beispiel für einen Hexenschuß typisch sind. Die Schmerzen verstärken sich beim Hinlegen. In der Nacht werden sie so schlimm, daß die Patienten kaum wagen, sich im Bett umzudrehen, weil sie fürchten, sich »das Kreuz zu brechen«. Es kann dabei auch zu Taubheitsgefühlen in den betroffenen Gliedern kommen.
Dosierungsvorschlag: 3- bis 5mal täglich 5 Globuli Nux vomica D 6.

Phosphorus – Für leicht erschöpfbare und nervöse Patienten

Daraus wird dieses Homöopathikum bereitet

Zur Herstellung wird gelber Phosphor verwendet, eine Substanz, die sich bei einer Lufttemperatur von etwa 60 °C selbst entzündet. Deshalb werden die ersten Verreibungen nach einer Sondervorschrift des homöopathischen Arzneibuches unter besonderen Sicherheitsmaßnahmen hergestellt.

Zur homöopathischen Therapie werden nur höhere Potenzen des Mittels verwendet.

Hilft bei

- *Schlaflosigkeit*
- *Erschöpfungszuständen*
- *Kopfschmerzen*
- *Zahnfleischbluten*
- *Schnupfen*
- *Husten*
- *Halsschmerzen*
- *Kreislaufbeschwerden*
- *Ohrensausen*
- *Augenbeschwerden*
- *Magenschmerzen*
- *Durchfall*
- *Leiden von Leber und Bauchspeicheldrüse*
- *Gliederschmerzen*

Diese Menschen sprechen auf Phosphorus am besten an (Wesenstyp)

Dieses Konstitutionsmittel ist vor allem für Patienten geeignet, die erheblich geschwächt oder erschöpft sind und sich dadurch empfindlich beeinträchtigt fühlen. Bei fast allen Indikationsgebieten wird dies als hervorstechendes Krankheitszeichen angeführt. Ob es sich nun um Schwächezustände allgemein oder um Kreislaufbeschwerden handelt, um Erkrankungen des Bewegungsapparates oder Verdauungsbeschwerden, immer spielen Müdigkeit, Erschöpfung oder auch Zittrigkeit eine Rolle. Menschen vom Phosphorus-Typ sind nicht sehr belastbar, selbst bei kleinen Anstrengungen sind sie rasch erschöpft und fühlen sich »ausgelaugt« und matt. Es fällt ihnen sehr schwer, sich konzentriert mit einer Sache zu beschäftigen, sie weichen allen Dingen aus, die gedankliche Arbeit von ihnen fordern. Aber ebenso schnell wie diese Müdigkeit kommt, ist sie auch wieder vorüber; meist genügt eine nur kurze Erholungspause.

Lebhaftigkeit wird zur Überreizung

Lebhafte, geistig sehr bewegliche Menschen sprechen im allgemeinen am besten auf Phosphorus an. Oft steigert sich ihre Lebhaftigkeit allerdings bis zur nervösen Überreiztheit. Dann sind sie von Angst, Schreckhaftigkeit und Ruhelosigkeit beherrscht und reagieren auf äußere Reize, beispielsweise Geräusche, Licht und Gerüche, übertrieben stark.

Leichtere Beschwerden, die Sie selbst behandeln können

◆ Nervöse Schwäche und Erschöpfungszustände zählen zu den Haupteinsatzgebieten von Phosphorus, wobei die Patienten am häufigsten über Müdigkeit und Schwindel klagen, verbunden mit Schlaflosigkeit und nervöser Überreiztheit. Während sie sich nachts unruhig im Bett wälzen und nicht einschlafen können, sind sie am Tage apathisch und niedergeschlagen. Sie verabscheuen alle äußeren Reize, sogar Gerüche bereiten ihnen Kopfweh.
Dosierung: 3mal täglich 5 Globuli Phosphorus D 8.

◆ Kopfschmerzen überkommen den Phosphorus-Patienten meist nicht aus heiterem Himmel, sondern

Die außergewöhnliche Schwäche der Patienten ist häufig darin begründet, daß sie gerade eine schwere Krankheit überstanden haben oder vollkommen überarbeitet sind.

sind die Folge von Nervosität oder großen geistigen Anstrengungen, zum Beispiel stunden- oder tagelangem Lernen für ein Examen. Der Betroffene hat dann nicht nur Kopfschmerzen, sondern fühlt sich auch sonst recht mitgenommen. »Benommen« und »betäubt« sind die Worte, mit denen die Patienten ihren Zustand beschreiben, sie klagen außerdem darüber, daß grelles Licht, Geräusche und sogar Gerüche ihre Schmerzen verschlimmern. Schwindel und Schwächegefühle kommen dazu.
Dosierung: 3mal täglich 5 Tropfen Phosphorus D 6.

◆ Ein weiteres Einsatzgebiet für Phosphorus sind Zahnfleischblutungen mit Trockenheit und Brennen im Mund. Die Patienten sind beunruhigt, denn ihre Zähne lockern sich, in einigen Fällen weicht sogar das Zahnfleisch von den Zahnhälsen zurück. Dann ist es allerdings höchste Zeit für einen Besuch beim Zahnarzt. Diese Menschen haben ständig Durst, teils der brennenden Schmerzen wegen, teils weil sie einen unangenehm sauren Geschmack im Mund haben.
Dosierung: 3mal täglich 5 Tropfen Phosphorus D 8.

Ursache der Zahnfleischblutungen ist oft eine Parodontose.

◆ Zur Behandlung von Erkältungen mit Schnupfen, Halsschmerzen und trockenem Kitzelhusten ist Phosphorus ebenfalls geeignet. Die Nase ist verstopft, manchmal auch so wund, daß sie beim Schneuzen blutet; in der Kehle sitzt ein brennender Schmerz, und die Bronchien sind mit zähflüssigem Schleim gefüllt, der sich schlecht abhusten läßt.
Bei plötzlicher Kälte, zum Beispiel, wenn sie aus warmen Räumen ins Freie gehen, und am Abend verschlimmern sich die Beschwerden der Patienten deutlich.
Dosierung: 3mal täglich 5 bis 10 Globuli Phosphorus D 8.

Zum Arzt

Wenn nicht innerhalb von ein bis zwei Tagen nach Beginn der Behandlung eine Besserung der Beschwerden eintritt.

Zum Arzt

Bei diesen Beschwerden müssen Sie Ihren Arzt zu Rate ziehen

◆ Schwächezustände, die gut mit Phosphorus zu behandeln sind, treten auch in Verbindung mit Kreislaufstörungen auf. Herzklopfen und Schwindel nach Aufregung oder Anstrengung, verbunden mit Zittrigkeit und Nervosität treten bevorzugt beim Hinlegen und Ausruhen auf.

Dosierungsvorschlag: 2mal täglich 5 Tropfen Phosphorus D 10.

◆ Ein weiteres Leiden, das mit Phosphorus behandelt werden kann, ist das Ohrensausen. Die Patienten klagen entweder über Rauschen, Brummen oder Pfeifen im Ohr oder darüber, daß die eigenen Worte wie ein Echo widerhallen.

Dosierungsvorschlag: 3mal täglich 5 Globuli Phosphorus D 8.

◆ Bei Überanstrengung der Augen verwendet man Phosphorus dann, wenn Nebel oder rote und grüne Flecken im Gesichtsfeld auftauchen und das Sehen behindern.

Dosierungsvorschlag: 3mal täglich 5 Globuli Phosphorus D 8.

Vielen älteren Menschen, die von »Altersschwindel« geplagt werden, kann man mit Phosphorus ebenfalls helfen.

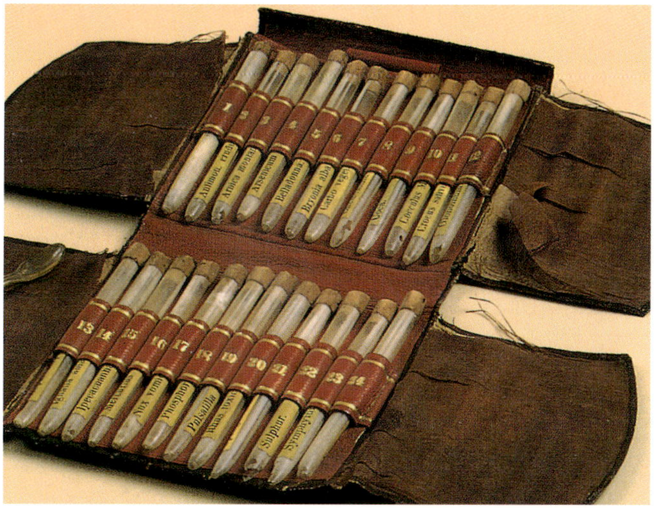

Die Taschenapotheke von Samuel Hahnemann

◆ Auch im Verdauungstrakt entfaltet Phosphorus eine heilsame Wirkung. Man verwendet es zum Beispiel gegen brennende oder nagende Schmerzen im Magen. Diese Beschwerden treten gewöhnlich längere Zeit nach dem Essen auf, wenn der Magen leer ist. Sie sind meist begleitet von Übelkeit, Erbrechen und Aufstoßen mit einem sauren Geschmack im Mund.

Gleichzeitig mit diesem »Hungerschmerz« beeinträchtigen Zittrigkeit und Schwäche das Befinden des Patienten. Kalte Getränke lindern zwar zunächst die

Meist sind es sehr nervöse Menschen, die unter solchen Magenbeschwerden leiden. Erst wenn sie etwas gegessen haben, geht es ihnen wieder besser.

unangenehmen Beschwerden, führen aber oft nach kurzer Zeit zum Erbrechen. Berührungen des Bauchbereichs werden als sehr schmerzhaft empfunden.
Dosierungsvorschlag: 3mal täglich 5 bis 10 Tropfen Phosphorus D 6.

Blähungen und unwillkürliches Abgehen des Stuhls bei Erschütterungen, etwa beim Husten oder Niesen, sind sehr unangenehme Begleiterscheinungen.

◆ Durchfälle, die zwar schmerzlos verlaufen, aber den Patienten sehr schwächen, lassen sich mit Phosphorus ebenfalls gut beeinflussen. Oft sind die Stühle fetthaltig oder schleimig.
Dosierungsvorschlag: 3mal täglich 5 Tropfen Phosphorus D 6.

◆ Außerdem kann man Phosphorus zur unterstützenden Behandlung von Leberleiden und bei Entzündungen der Bauchspeicheldrüse einsetzen.
Dosierungsvorschlag: 3mal täglich 5 Tropfen Phosphorus D 6.

Die Bewegungsfähigkeit der Patienten ist durch die Beschwerden stark eingeschränkt.

◆ Wenn sich Arme oder Beine taub anfühlen, reißende oder ziehende Schmerzen in den Gliedern bestehen oder stechende Schmerzen in den Gelenken, kann Phosphorus ebenfalls zum Einsatz kommen. Als Begleitsymptome sind zum einen brennende Schmerzen zwischen den Schulterblättern mit übergroßer Druckempfindlichkeit der Wirbelsäule zu nennen, zum anderen aber auch Kraftlosigkeit und Zittern.
Dosierungsvorschlag: 2mal täglich 5 Globuli Phosphorus D 12.

Hilft bei

- *Magenbeschwerden*
- *Menstruationsbeschwerden*
- *Schnupfen*
- *Mittelohrentzündung*
- *Augenentzündung*
- *Venenleiden*
- *Rheuma*
- *Masern*

Pulsatilla – Für empfindsame, zaghafte Menschen

Daraus wird dieses Homöopathikum bereitet

Die Küchenschelle, Pulsatilla vulgaris, wächst auf trockenen, sonnigen Grasflächen, auf Steppenheiden und an sonnigen Abhängen in unseren Breiten. Vielerorts wird sie auch »Osterglocke« genannt oder, ihrer behaarten Blätter wegen, »Wolfspfote«.
Die blaue, glockenförmige Blüte mit vielen leuchtendgelben Staubgefäßen ist von silberweiß behaarten Hochblättern umgeben, in denen sich der Morgentau in glitzernden Tröpfchen fängt.
Die Küchenschelle steht unter Naturschutz.

Das Homöopathikum Pulsatilla wird aus der ganzen, zur Blütezeit geernteten Pflanze hergestellt.

Diese Menschen sprechen auf Pulsatilla am besten an (Wesenstyp)

Besonders gut wirkt dieses Mittel bei empfindsamen, nachgiebigen Menschen, die sich leicht ängstigen und denen es an Entschlußkraft und Selbstbewußtsein mangelt. Ihre Tränen sitzen locker, sie sind häufig mutlos und niedergeschlagen, lassen sich aber durch tröstende Worte schnell wieder aufmuntern.
Auch ein mürrischer, innerlich frostiger Mensch paßt ins Pulsatilla-Bild. Von seinen Mitmenschen wird er oft als launenhaft bezeichnet, weil seine Stimmungen, zuweilen auch Ort und Art seiner Krankheiten, sehr schnell wechseln.
Überdies friert er viel, und zwar von innen heraus. Äußere Wärme, beispielsweise heißes, schwüles Wetter oder warme Kleidung, hilft ihm gegen seine Frostigkeit nicht, sondern ist ihm höchst unangenehm. Meist ist er nur recht leicht bekleidet und wirft in der Nacht seine Bettdecke ab. Nur Bewegung an der frischen Luft bessert seine innere Frostigkeit.
Menschen vom Pulsatilla-Typ vertragen fette Speisen nur sehr schlecht, vor allem erhitztes tierisches Fett ist ihnen zuwider. Durst haben sie fast nie.

Unterschiede bei akuten und chronischen Leiden
Während bei akuten Beschwerden die körperliche Symptomatik bei der Auswahl im Vordergrund stehen sollte, ist bei der Behandlung der chronischen Krankheiten darüber hinaus auf die für Pulsatilla typischen Wesenszüge zu achten.

Leichtere Beschwerden, die Sie selbst behandeln können

◆ »Das Essen liegt mir wie ein Stein im Magen« – das ist eine Aussage, die man von Pulsatilla-Patienten häufig hört. Völlegefühl und Magendrücken beeinträchtigen sie ebenso wie Übelkeit mit Brechreiz nach dem Genuß von fetten Speisen oder von Süßigkeiten. Ein weiterer Hinweis auf Pulsatilla: Die Kranken klagen über Aufstoßen mit bitterem Geschmack im Mund und haben eine »pappige« Zunge, die von einem weißen Belag überzogen ist.

Diese Verdauungsbeschwerden sind begleitet von Durchfall, gelegentlich auch im raschen Wechsel mit Verstopfung.

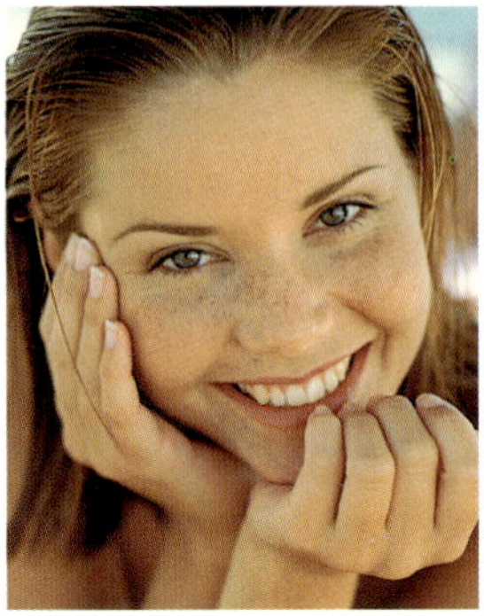

Pulsatilla bringt Erleichterung bei Frauenbeschwerden.

Dosierung: 3mal täglich 5 Tropfen oder 1 Tablette Pulsatilla D 4.

◆ Pulsatilla ist auch ein Frauenmittel, das zum Einsatz kommt, wenn unterschiedliche Beschwerden durch die Periode ausgelöst oder verschlimmert werden. Besonders geeignet ist Pulsatilla, wenn die Blutungen sehr schwach sind, unregelmäßig – meist zu spät – einsetzen oder gar ab und zu ausbleiben.

Vor und während der Regel leiden diese Frauen unter krampfartigen Schmerzen und belastenden Gefühlsschwankungen.

Schon einige Zeit vor Beginn der Periode haben die Frauen ein Gefühl der Schwere in der Beckenregion, als ob die Blutung unmittelbar bevorstünde.

Dosierung: 3mal täglich 5 Globuli oder 1 Tablette Pulsatilla D 6.

◆ Schnupfen, der sich nicht mehr in der ersten, der akuten Phase befindet, aber den Patienten durch die Bildung eines dicken, gelblichen, übelriechenden Schleims und Störung des Geruchssinns noch sehr beeinträchtigt, ist ein weiteres Indikationsgebiet. Typisch dabei ist, daß sich die Patienten an der frischen Luft besser fühlen.

Dosierung: 3mal täglich 5 Globuli oder 1 Tablette Pulsatilla D 6.

Zum Arzt

Bei diesen Beschwerden müssen Sie Ihren Arzt zu Rate ziehen

◆ In der Therapie der chronischen (nicht der akuten) Mittelohrentzündung, die sich häufig nur durch leichte Hörbeschwerden und Ohrgeräusche wie Klingeln oder Rauschen in den Ohren bemerkbar macht, kann der Arzt Pulsatilla ebenfalls erfolgreich einsetzen. Weitere Krankheitszeichen sind heftige, stechende und pulsierende Schmerzen sowie das Austreten einer Flüssigkeit aus dem Ohr.

Dosierungsvorschlag: 3mal täglich 5 Globuli Pulsatilla D 12.

◆ Auch Gerstenkorn und Augenentzündung werden mit Pulsatilla behandelt. Als Symptome werden bren-

nende Schmerzen und übermäßige Tränenbildung genannt, wobei beides vor allem beim Aufenthalt in warmen Räumen zu spüren ist.
Dosierungsvorschlag: 3mal täglich 5 Globuli Pulsatilla D 4. Bei der Behandlung von Gerstenkörnern kann auch eine Kombination von Pulsatilla und Staphisagria sinnvoll sein. Dosierungsvorschlag: Im Abstand von 6 bis 8 Stunden im Wechsel 5 Globuli Pulsatilla D 4 und 5 Globuli Staphisagria D 4.

◆ Unter dem Begriff Venenleiden werden bestimmte Krankheiten unterschiedlichen Schweregrades zusammengefaßt, die in letzter Zeit immer häufiger auftreten. Am Anfang des Krankheitsprozesses läßt die Spannung in den Venenwänden nach, als Folge davon staut sich das Blut in den Gefäßen, so daß sie deutlich unter der Haut sichtbar werden. Die Beine werden zunächst nur am Abend müde und schwer, dann bilden sich Krampfadern; schließlich schwellen die Beine an, weil Flüssigkeit ins Gewebe übertritt. In schweren Fällen kommt es zu einer Venenentzündung und zu einem Ulcus cruris, dem »offenen Bein«.
Zur Auswahl von Pulsatilla sind auch folgende Kriterien von Bedeutung: Die Beschwerden verschlimmern sich beim Herabhängenlassen des erkrankten Beines und in der Wärme, bei Bewegung in der Kälte dagegen werden sie besser. Dosierungsvorschlag: 2mal täglich 5 Globuli Pulsatilla D 12.

Pulsatilla vulgaris (Küchenschelle)

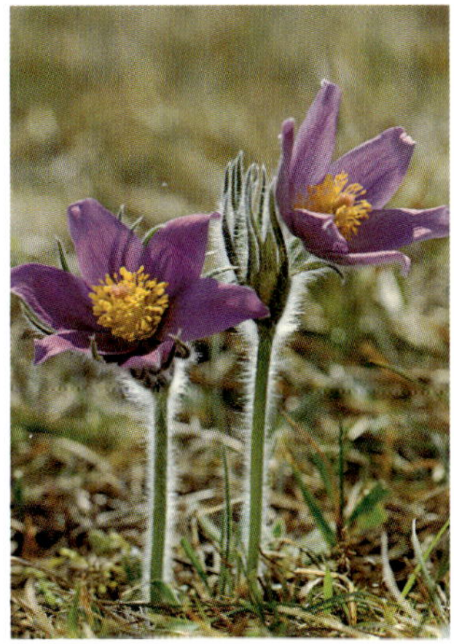

Beachten Sie genau den Wesenstyp
Weil solche Beschwerden nicht plötzlich auftreten, sondern sich meist über längere Zeit, oft nur langsam, aber stetig verschlimmern, muß bei diesem Anwendungsgebiet wie bei allen chronischen Krankheiten darauf geachtet werden, daß das Wesen des Patienten mit dem Pulsatilla-Wesenstyp in den wichtigsten Punkten übereinstimmt.

◆ Krankheiten des Bewegungsapparates – meist als »Rheuma« bezeichnet – können ebenfalls mit Pulsatilla gelindert werden, wenn die Patienten über stechende, reißende Schmerzen klagen, die ständig den Ort wechseln. Zuweilen verschwinden sie auch plötzlich von allein. Das einzige, was der Patient zur Besserung seiner Beschwerden tun kann: Er muß sich bewegen, was den Schmerz ein wenig lindert.
Dosierungsvorschlag: 2mal täglich 5 Globuli Pulsatilla D 12.

Herunterhängenlassen der erkrankten Glieder verschlechtert das Befinden, das am Abend und in der Nacht gewöhnlich einen Tiefpunkt erreicht.

◆ Zum Schluß sei noch angemerkt, daß der Arzt Pulsatilla zur unterstützenden Behandlung der Masern einsetzen kann. Der Ausschlag und eine die Masern möglicherweise begleitende Augen-, Ohren- oder Rachenentzündung mit Husten werden günstig beeinflußt.
Dosierungsvorschlag: 2mal täglich 5 Globuli oder 1 Tablette Pulsatilla D 12.

Hilft bei

- *steifem Hals*
- *Kopfschmerzen*
- *Rückenschmerzen*
- *Genick- und Nackenschmerzen*
- *Durchfall*
- *Hauterkrankungen*

Rhus toxicodendron – Das Rheumamittel der Homöopathie

Daraus wird dieses Homöopathikum bereitet

Vor allem in Nordamerika wächst als kleiner Strauch der Giftsumach, Toxicodendron querzifolium, der auch den Namen »Giftefeu« trägt, obwohl er mit unserem Efeu nicht verwandt ist. Die Pflanze führt in allen Teilen Milchsaft mit Giftstoffen, die auf der Haut schwere Entzündungen hervorrufen. Während die Allopathie diese Pflanze nicht als Medikament verwendet, spielt sie in der Homöopathie eine besondere Rolle.
Das Homöopathikum Rhus toxicodendron wird aus den frischen Blättern des Giftsumach bereitet.

Diese Menschen sprechen auf Rhus toxicodendron am besten an (Wesenstyp)

Ausgeprägte Ruhelosigkeit und großer Bewegungsdrang treiben sie um. Eine unbestimmte innere Kraft läßt sie nicht zur Ruhe kommen, nicht einmal nachts im Bett. Sie schlafen schlecht und sind von Angstträumen geplagt, aus denen sie oft jäh und voll Schrecken aufwachen.
Außerdem fühlen sich die Menschen vom Rhus toxicodendron-Typ seelisch nicht besonders wohl. Das Gefühl, wie benebelt oder wie betäubt zu sein, die Gedanken nicht sammeln zu können, und überhaupt »schwer von Begriff« zu sein, bedrückt sie und macht sie traurig, furchtsam und ängstlich.

Ausruhen ist von Nachteil; gibt der Patient seinem Bewegungsdrang nach, geht es ihm meist besser.

Kälte und Nässe mögen sie nicht sonderlich. Das ist auch verständlich, denn viele ihrer Beschwerden, die qualvollen Erkrankungen des rheumatischen Formenkreises, werden durch feuchtkalte Witterung hervorgerufen, zumindest verschlimmert. Ausruhen ist von Nachteil; gibt der Patient seinem Bewegungsdrang nach, geht es ihm meist besser.

Leichtere Beschwerden, die Sie selbst behandeln können

◆ Jeder kennt wohl den steifen Hals oder die Bewegungsschmerzen, nachdem er in leichter Kleidung von einem Unwetter überrascht und bis auf die Haut durchnäßt wurde. Wem es nicht rechtzeitig gelingt, sich umzuziehen und ein heißes Bad zu nehmen, dem bleibt die Hoffnung auf Linderung der Beschwerden durch Rhus toxicodendron.
Dosierung: 3- bis 5mal täglich 5 Globuli Rhus toxicodendron D 6.

◆ »Ich glaube, mein Kopf zerplatzt gleich« – dieser Satz der Patienten beschreibt treffend ihre ziehenden und reißenden Schmerzen im ganzen Kopf, verbunden mit der geschilderten typischen Benommenheit.
Dosierung: 3mal täglich 5 Globuli Rhus toxicodendron D 6.

■ Zum Arzt

Wenn die Beschwerden nach wenigen Tagen nicht deutlich nachgelassen haben.

Bei diesen Beschwerden müssen Sie Ihren Arzt zu Rate ziehen

■ Zum Arzt

◆ Die Symptome von rheumatischen Entzündungen, die den Patienten am meisten quälen, sind zum einen heftige Schmerzen, die sich bis zur Unerträglichkeit steigern können, zum anderen eine mehr oder weniger starke Einschränkung der Bewegungsfähigkeit. Von diesen Beschwerden sind hauptsächlich Gelenke, Sehnen, Bänder und Muskeln betroffen – hier liegt der wichtigste Einsatzbereich von Rhus toxicodendron.
Gute Wirkung hat dieses Homöopathikum vor allem bei heftigen Rückenschmerzen, vornehmlich am unteren Teil der Wirbelsäule, sowie bei Genick- und Nackenschmerzen mit Halssteife. Man nimmt es, wenn sich der ganze Körper

Besserung bei Bewegung

Bei der Behandlung mit Rhus toxicodendron ist eine einfache Regel unbedingt zu beachten: Erkrankungen des Bewegungsapparates, die sich mit diesem Mittel günstig beeinflussen lassen, bessern sich, wenn der Patient die betroffenen Glieder bewegt, sie verschlechtern sich durch Ruhigstellung. Die ersten Bewegungen nach einer Zeit der Ruhe sind besonders schmerzhaft, erst nach einer kleinen Weile lassen die Beschwerden spürbar nach.

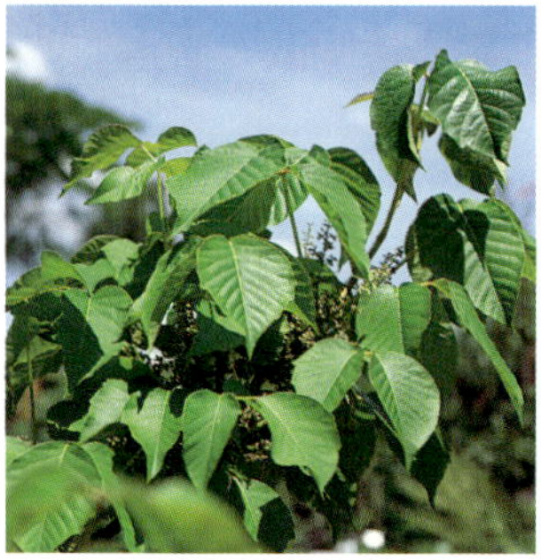

Toxicodendron querzifolium (Giftsumach)

Rhus toxicodendron bessert auch nässende Ekzeme oder solche, bei denen sich Blasen auf der Haut bilden.

Hilft bei

- *nervösen Beschwerden*
- *Krankheitsanfälligkeit*
- *Erkältungsneigung*
- *Verdauungsbeschwerden*
- *Migräne*
- *Nasennebenhöhlenentzündung*
- *Parodontose*
- *Bläschen im Mund*
- *Eiterungen*
- *Augenentzündung*
- *Ohrenentzündung*
- *Hautentzündung*

wie zerschlagen anfühlt, aber auch, wenn nur einzelne Körperteile betroffen sind. Hin und wieder treten Empfindungen wie »Taubheit« oder »Kribbeln« in den erkrankten Körperpartien auf; dies ist oft ein Zeichen für eine Nervenentzündung, die ebenfalls mit Rhus toxicodendron behandelt werden kann.
Wärme empfindet der Patient als wohltuend, Kälte und Nässe dagegen als sehr unangenehm. Die Entstehung einer solchen rheumatischen Erkrankung wird oft durch naßkalte Witterung begünstigt.
Dosierungsvorschlag: 3mal täglich 5 Globuli Rhus toxicodendron D 6.

◆ Bei Durchfall mit übelriechenden, schleimigen oder wäßrigen Stühlen bietet sich Rhus toxicodendron ebenfalls an. Es ist immer dann angezeigt, wenn die Patienten über ständigen, schrecklichen Durst klagen und ihre Zunge belegt oder sogar wund ist.
Dosierungsvorschlag: 3mal täglich 5 Globuli Rhus toxicodendron D 4.

◆ Dieses Mittel eignet sich auch zur Behandlung von Hauterkrankungen: Bei brennenden, juckenden Ausschlägen mit Bläschen- und Quaddelbildung, die sehr schlecht verheilen oder nach ihrem Verschwinden sofort wieder neu entstehen. Die Haut schmerzt, die erkrankten Stellen sind gerötet und geschwollen.
Dosierungsvorschlag: 3mal täglich 5 Globuli oder 1 Tablette Rhus toxicodendron D 6.

Silicea – Für schüchterne, ängstliche Patienten

Daraus wird dieses Homöopathikum bereitet

Grundstoff von Silicea ist Kieselsäure, Siliciumdioxid. Sie kommt in vielfältiger Form in der Natur vor, zum Beispiel in Mineralien wie Quarz und Feldspat oder Glimmer. Aber auch manche Algen und einige Pflanzen, so der Schachtelhalm, enthalten relativ viel Kieselsäure.
Zur Bereitung des homöopathischen Konstitutionsmittels (Seite 50) Silicea wird gefällte, wasserhaltige Kieselsäure verwendet, ein sehr leichtes und lockeres Pulver.

Diese Menschen sprechen auf Silicea am besten an (Wesenstyp)

Jeder kennt sie, die zurückhaltenden und schüchternen Menschen. Diese Wesenszüge sind sehr verbreitet und ja auch keineswegs störend. Gesellen sich Unsicherheit, geringes Selbstvertrauen und mangelnde Tatkraft hinzu, dann hat man den Silicea-Typ vor sich. Diese Menschen vertragen weder Kritik noch Widerspruch, da sie ja selbst nicht an sich glauben, und schrecken aus lauter Angst vor einem Mißerfolg vor allen Aufgaben zurück. Ihre große Unentschlossenheit lähmt jegliche Aktivität; auch über kleine Mißgeschicke und Fehler kommen sie nicht hinweg und grübeln tagelang darüber.

Sehr auffällig ist ihre »Frostigkeit« – bei Temperaturen, die andere Menschen noch als sehr angenehm empfinden, hüllt sich der Silicea-Typ in warme Decken oder Pullover, um der, wie er meint, grausigen Kälte zu begegnen. Diese Vorsichtsmaßnahme ist in der Tat bei ihm auch nötig, denn seine außergewöhnliche Kälteempfindlichkeit ist verbunden mit einer stark erhöhten Anfälligkeit für Erkältungskrankheiten. Seine Kälteempfindlichkeit ist so stark, daß bei niedrigen Umgebungstemperaturen grundsätzlich alle Symptome und Krankheiten stärker ausgeprägt sind. Gerät er doch einmal ins Schwitzen, dann immer nur an einzelnen Körperteilen, vor allem am Kopf und an den Füßen. Sein Schweiß ist kalt und riecht säuerlich.

Ähnliche Eigenschaften wie die Erwachsenen haben auch die Kinder vom Silicea-Typ: Sie sind scheu, meist recht mager und fast immer erkältet.

Leichtere Beschwerden, die Sie selbst behandeln können

◆ Menschen vom Silicea-Wesenstyp fühlen sich oft »vom Leben überfordert«; darauf reagieren sie mit nervösen Beschwerden aller Art, meist ohne daß eine organische Erkrankung festzustellen ist. Das Leben kostet sie so viel Kraft, daß Erschöpfung und Schwäche bei ihnen an der Tagesordnung sind. Viele dieser Men-

Silicea für Kinder

Silicea-Kinder bedürfen großer Zuwendung; vor allem der Umstand, daß sie fortwährend krank sind, beunruhigt ihre Eltern. Voraussetzung für den Erfolg einer Silicea-Behandlung ist die möglichst genaue Übereinstimmung von Arzneimittel-Typus und Wesen der kleinen Patienten.
Dosierung: 1- bis 2mal täglich 1 Tablette Silicea D 12.

schen versuchen, ihre Angst vor dem Leben wenigstens kurzfristig mit Hilfe von Alkohol oder anderen enthemmenden Mitteln zu betäuben. Silicea wirkt weder aufputschend noch berauschend, es führt vielmehr als Konstitutionsmittel zu einer langsamen, aber dafür langfristigen Besserung von innen heraus. Dosierung: 1- bis 2mal täglich 1 Tablette Silicea D 12.

◆ »Frostigkeit« und Erkältungsneigung des Menschen vom Silicea-Typ wurden schon beschrieben. Bei seinem Schnupfen greift ein sehr dünnflüssiges, scharfes Nasensekret die Nasenschleimhäute an, die sich entzünden und wund werden, was zur Bildung von Borken und Krusten in der Nasenöffnung führt. Bei Halsentzündungen hat der Patient das unangenehme Gefühl, als hinge ein Haar vom Mund bis in die Luftröhre. Der Kitzelreiz, der dadurch in der Kehle ausgelöst wird, zwingt ihn zu ständigem Räuspern und Husten. Dosierung: 3mal täglich 1 Tablette Silicea D 6.

Schnupfen, Husten und Entzündungen in Hals oder Rachen begleiten den Silicea-Typ oft das ganze Jahr hindurch.

◆ Verdauungsbeschwerden können dann mit Silicea behandelt werden, wenn sie sich in Verstopfung, Blähungen und Völlegefühl äußern. Die Patienten haben zwar oft großen Hunger, jedoch keinen Appetit. Gegen gekochte Speisen besteht manchmal sogar ein richtiger Widerwillen. Ihr Hauptproblem ist die Verstopfung. Ihre Stühle sind sehr hart, deshalb wird sehr viel Druck zur Darmentleerung benötigt; oft gleitet der Stuhl nach dem Pressen in den Darm zurück. Dosierung: 3mal täglich 1 Tablette Silicea D 6.

Zum Arzt

Bei diesen Beschwerden müssen Sie Ihren Arzt zu Rate ziehen

◆ Immer wieder auftretende Kopfschmerzen mit Übelkeit, Schwindel und Sehstörungen – das sind die Hauptsymptome von Migränepatienten. Die Begleitumstände der Anfälle aber sind bei jedem Menschen andere. Ein Einsatz von Silicea hat nur dann Aussicht auf Erfolg, wenn die Schmerzen einen so großen Druck von innen erzeugen, daß die Patienten meinen, ihr Kopf müsse gleich zerplatzen. Kopf und Gesicht sind gerötet und heiß. Die Schmerzen bessern sich, wenn ein warmes Tuch um den Kopf gewickelt wird, sie werden stärker, wenn Druck auf die Kopfhaut ausgeübt wird.

Dosierungsvorschlag: 3mal täglich 1 Tablette Silicea D 6.

◆ Bei Nasennebenhöhlenentzündungen mit Eiter im Nasensekret und Husten aufgrund einer Bronchitis ist eine Behandlung mit Silicea oft ebenfalls erfolgreich. Die Hustenanfälle sind heftig; sie erschüttern den ganzen Brustkorb und sind von lautem Rasseln in den Bronchien begleitet. Der ausgeworfene gelbliche Schleim ist mit Eiter durchsetzt.

Wann welches Mittel?

- Belladonna in der Anfangsphase einer Entzündung
- Mercurius solubilis, wenn eine Eiterung droht
- Hepar sulfuris während der Eitereröffnung
- Silicea, um die Abheilung der abklingenden Entzündung zu beschleunigen.

Dosierungsvorschlag: 3mal täglich 5 bis 10 Tropfen Silicea D 6.

◆ Zur Behandlung und Vorbeugung der Parodontose wird Silicea auch empfohlen. Wenn ständig Entzündungen und Schwellungen im Mund bestehen, wenn sich die Zähne lockern und sogar ausfallen, ist es höchste Zeit für eine Behandlung mit Silicea. Aber auch bei Eiterungen oder Bläschen auf der Mundschleimhaut oder auf den Lippen wird dieses Mittel verwendet.

Silicea ist natürlich kein Ersatz für die tägliche Zahnpflege.

Dosierungsvorschlag: Zur Vorbeugung gegen Parodontose und Entzündungen 1mal täglich 1 Tablette Silicea D 12; zur Behandlung der Beschwerden 2mal täglich 1 Tablette Silicea D 6.

◆ Unter den vielen Erkrankungen des Bewegungsapparates behandelt man jene mit Silicea, denen eine Schwäche des Bindegewebes und der Muskeln zugrunde liegt. Diese Schwäche führt dazu, daß die Betroffenen leicht in den Gelenken einknicken und mit Zittrigkeit und einem Nachlassen ihrer Muskelkraft leben müssen.

Ziehende und reißende Schmerzen in den Gliedern erschweren jede Bewegung und machen Anstrengungen zur Qual.

Dosierungsvorschlag: 1mal täglich 1 Tablette Silicea D 12.

◆ Wenn es bei Eiterungen darum geht, die Heilung zu beschleunigen, ist Silicea das Mittel der Wahl. Man verwendet es dann, wenn der Höhepunkt der Eiterung bereits überschritten ist und die Entzündung sich in der Heilungsphase befindet. Deshalb können mit Silicea auch Gersten- und Hagelkörner behandelt

werden. Unter diesen »Körnern« versteht man kleine Verdickungen am Auge, wobei das Gerstenkorn im Gegensatz zum Hagelkorn Schmerzen und Rötung der Augen verursacht.
Dosierungsvorschlag: 3mal täglich 1 Tablette Silicea D 6.

◆ Die allgemeinen Erklärungen zur Behandlung eitriger Erkrankungen mit Silicea gelten auch für die Therapie chronischer eitriger Ohrenentzündungen. Außerdem kann Silicea auch jene Ohrenleiden lindern, die durch Arteriosklerose entstanden sind, etwa Ohrensausen oder Schwerhörigkeit.
Dosierungsvorschlag: 2- bis 3mal täglich 1 Tablette Silicea D 6.

◆ Die günstige Wirkung auf die Heilung eitriger Entzündungen kommt vor allem bei Hauterkrankungen zum Tragen. Furunkel, Ekzeme, Blasen, Pusteln, nicht heilende offene Beine, Nagelbetteiterungen und schlecht heilende Wunden umfaßt das Heilspektrum von Silicea auf der Haut.

Silicea hilft bei chronischen Erkrankungen.

Dosierungsvorschlag: 3mal täglich 1 Tablette Silicea D 4; bei chronischen Eiterungen, die schon längere Zeit bestehen, ohne daß eine Besserung zu erkennen wäre, 2mal täglich 1 Tablette Silicea D 12.

◆ Verwenden Sie Silicea auch, wenn alte Narben wieder schmerzen und anschwellen, bei Überbeinen und Warzen, wenn die Fußsohlen brennen und schmerzen, und bei Störungen des Haar- und Nagelwachstums, beispielsweise, wenn die Nägel weich oder spröde sind und splittern.
Dosierung: 3mal täglich 1 Tablette Silicea D 6.

Sulfur – Aktiviert den Stoffwechsel, stärkt die Reaktionskraft des Körpers

Daraus wird dieses Homöopathikum bereitet

»Sulfur« ist Schwefel, eine gelbe pulvrige Substanz, die auch bei der Herstellung von Zündhölzern verwendet wird. Dieses Element kommt in riesigen Lagern um den Golf von Mexiko, in Japan und Sizilien vor. Man kann Schwefel entweder durch Abbau dieser Vorkommen gewinnen oder aus Schwefelwasserstoff, einem im Erdgas enthaltenen Gas.
Zur Bereitung des homöopathischen Mittels Sulfur verwendet man Schwefelblume, eine bestimmte Form des Schwefels, die sich durch einen besonders feinen Zerteilungsgrad auszeichnet.

Diese Menschen sprechen auf Sulfur am besten an (Wesenstyp)

Sie sind meist schon von weitem an ihrem unangenehmen Körpergeruch zu erkennen. Schweiß, Stuhl, Urin – alle Körperausscheidungen riechen schlecht. Dieses Übel läßt sich auch durch häufiges Waschen nicht völlig beseitigen, abgesehen davon, daß Sulfur-Menschen eine Abneigung gegen Baden und Waschen haben.
Ihre Haut ist gelblich bis grau und unrein. Sie juckt und brennt, vor allem auf dem Scheitel und an den Füßen. Nachts in der Bettwärme wird dieses Brennen so unerträglich, daß sie die Füße unter der Decke herausstrecken, um sie zu kühlen. Tagsüber dagegen sind Hände und Füße unangenehm kalt, wobei dieses Kälteempfinden in den Extremitäten oft verbunden ist mit Hitzewallungen am Körperstamm. Jucken und Brennen spielen auch bei den Beschwerden von Sulfur-Patienten eine wichtige Rolle: Ihr Vorhandensein bei einer Krankheit läßt darauf schließen, daß Sulfur das passende Mittel ist. Außerdem fällt am Sulfur-Patienten auf,

Hilft bei

- *Rekonvaleszenz*
- *Erkältung*
- *Hitzewallungen*
- *Herzbeschwerden*
- *Venenschwäche*
- *Hämorrhoiden*
- *Augenentzündung*
- *Nasennebenhöhlenentzündung*
- *Übelkeit*
- *Sodbrennen*
- *Lebererkrankungen*
- *Rheuma*
- *Nervenschmerzen*
- *Hauterkrankungen*
- *Neurodermitis*

Umstimmung des Organismus

Sulfur ist eines der bedeutendsten Arzneimittel der Homöopathie. Es stärkt die allgemeine Reaktionskraft unserer Zellen, so daß der Körper besser entgiften, krankmachende Schlacken leichter ausscheiden kann. Auf diese Weise hilft Sulfur, vor allem bei chronischen Krankheiten, die Selbstheilungskräfte des Organismus zu aktivieren und vielfach auch langwierige Leiden schließlich zu heilen.

daß Haut oder Schleimhäute im Bereich von Körperöffnungen wie Mund, Augen oder Ohren stark gerötet sind.

Die Stimmungslage der Sulfur-Menschen schwankt zwischen Traurigkeit und Unruhe, sie sind mürrisch, reizbar, weinerlich und depressiv.

Der Schlaf eines Menschen vom Sulfur-Typ ist ausgesprochen schlecht; er kann weder gut ein- noch durchschlafen. Am Abend liegt er lange wach und wirft sich in seinem Bett hin und her. Wenn er dann endlich in den Schlaf gefunden hat, wacht er häufig in recht kurzen Abständen wieder auf. Auch die Symptome seiner Krankheiten sind in der Nacht meist am schlimmsten. Am frühen Morgen wird er aus dem Bett getrieben, weil er zu dieser Zeit regelmäßig unter Durchfall leidet, der dann im Laufe des Tages wieder verschwindet. Gegen 11 Uhr am Vormittag spürt er ein flaues Gefühl in der Magengrube, das sich erst wieder bessert, wenn er etwas gegessen hat.

Bei ihren Mitmenschen gelten Sulfur-Typen oft als Eigenbrötler, weil sie sich gerne abkapseln und absondern, sich in sich zurückziehen und mit niemandem etwas zu tun haben möchten.

Leichtere Beschwerden, die Sie selbst behandeln können

◆ Die positive Wirkung von Sulfur auf die Entgiftungsvorgänge in unserem Körper läßt sich besonders gut zur Umstimmung des Organismus in der Rekonvaleszenz nach schweren Infektionskrankheiten oder verschleppten Erkältungskrankheiten nutzen, wenn Schwäche, Appetitlosigkeit, Gliederschmerzen und Müdigkeit die Heilung verzögern.

Besonders wirkungsvoll ist der Einsatz von Sulfur dann, wenn eine Krankheit nicht gründlich ausgeheilt, sondern nur unterdrückt wurde und somit »unterschwellig« im Körper vorhanden bleibt und ihn schwächt.

Die Patienten merken, daß mit ihnen etwas nicht stimmt, wissen aber nicht genau, worunter sie leiden. Oft ist die überstandene Krankheit schon fast vergessen, weil ihre Symptome längst nicht mehr zu spüren sind. Aber die Patienten fühlen sich schlapp und müde, sind deprimiert und schwunglos. Nachts im Bett sind sie in Schweiß gebadet und schlafen sehr schlecht.

Wenn diese Schwächezustände sich einstellen im Anschluß an eine Grippe oder eine andere Infektionskrankheit, die noch nicht einmal sehr schlimm gewesen sein muß, dann wird in der Regel eine Behandlung mit Sulfur erfolgreich sein.

Dosierung: 2mal täglich 1 Tablette Sulfur D 12.

◆ Oft heilt eine an sich harmlose Erkältungskrankheit nicht vollständig und gründlich aus, sondern wird verschleppt, so daß sie, ohne die Tendenz zur Besserung zu zeigen, dem Patienten fortwährend mit ihren Symptomen zur Last fällt. Was immer es ist – ein Schnupfen mit brennendem Schmerz in und an der Nase oder Halsweh mit Heiserkeit und Brennen in der Kehle oder trockener Husten mit zähem, übelriechendem Schleim – Sulfur hilft dem Körper, endgültig fertig zu werden mit der lästigen Krankheit.

Bitte beachten Sie
Die Dosierung des Mittels muß individuell der Befindlichkeit des Patienten angepaßt werden; eine allgemeingültige Dosierung kann bei so langanhaltenden Erkrankungen nicht angegeben werden.

Dosierung: Zu Beginn der Behandlung 3mal täglich 1 Tablette Sulfur D 4; wird damit keine Wirkung erzielt, Fortsetzung der Behandlung mit 1mal täglich 5 Tropfen oder 1 Tablette Sulfur D 12.

◆ Hitzewallungen mit Blutandrang zum Kopf und Schwindelgefühl, die vor allem Frauen in den Wechseljahren oft schwer zu schaffen machen, sind ebenfalls einer Behandlung mit Sulfur zugänglich. Die Patientinnen haben den unaufhaltsamen Drang, sich an die frische Luft zu begeben. Zu allem Überfluß müssen sie oft auch Kopfschmerzen ertragen, die durch den Blutandrang zum Kopf ausgelöst werden.
Dosierung: 3mal täglich 1 Tablette Sulfur D 12.

Zum Arzt

Bei diesen Beschwerden müssen Sie Ihren Arzt zu Rate ziehen

◆ Mit Sulfur werden auch nächtliche Herzbeschwerden behandelt. Die Patienten haben den Eindruck, ein starker Druck – »wie von einem schweren Stein« – laste auf ihrer Brust, behindere das Herz beim Schlagen und nehme ihnen den Atem.
Dosierungsvorschlag: 3mal täglich 1 Tablette oder 5 Globuli Sulfur D 6.

◆ Auch auf das Gefäßsystem hat Sulfur einen positiven Einfluß. So verwendet man es gegen die Folgen der Venenschwäche, deren Ursache in einer krankhaften Veränderung der Gefäßwände liegt, zum Beispiel müde Beine, Krampfadern, Venenentzündungen oder

Das für Sulfur typische Hitzegefühl in den Füßen ist bei der Venenschwäche stark ausgeprägt.

sogar »offene Beine«. Die Beinvenen der Patienten sind gestaut und durch die Haut hindurch gut sichtbar, Spannungsschmerzen und Schweregefühle in den Beinen werden zu lästigen Begleitbeschwerden.
Da Veränderungen in den Gefäßwänden auch Ursachen von Hämorrhoiden mit Brennen und Jucken am After sind, wird Sulfur ebenso gegen dieses oft verschwiegene Leiden eingesetzt.
Dosierungsvorschlag: 3mal täglich 1 Tablette Sulfur D 12.

◆ Auch die Heilung von chronischen Augenentzündungen, Gerstenkörnern, Lidrandentzündungen und von Entzündungen der Nasennebenhöhlen wird durch dieses Homöopathikum begünstigt.
Dosierungsvorschlag: 2mal täglich 5 Globuli Sulfur D 12.

◆ Übelkeit und Sodbrennen sind oft Anzeichen dafür, daß bei der Steuerung der Produktion und Ausschüttung von Magensäure und Verdauungsenzymen etwas nicht in Ordnung ist.

Beim Sulfur-Patienten ist häufig sogar der gesamte Regulationsmechanismus »Appetit-Hunger-Verdauungsleistung« gestört.

Obwohl er großen Hunger hat, kann der Sulfur-Patient immer nur kleine Mengen essen, seinem Verlangen nach Süßigkeiten darf er nicht nachgeben, weil ihm sonst schlecht wird oder er Sodbrennen bekommt. Fast jeden Morgen gegen 11 Uhr wird ihm so flau im Magen, daß er etwas essen muß, um wieder zu Kräften zu kommen. Gegen Milch und Fleisch hat er eine Abneigung und von Zeit zu Zeit verliert er den Appetit gänzlich.

Auch zur unterstützenden Behandlung von Lebererkrankungen ist Sulfur geeignet.

Seine Verdauungsbeschwerden bereiten dem Sulfur-Patienten auch andere Unannehmlichkeiten. Völlegefühle und saures Aufstoßen belästigen ihn, seine Zunge ist belegt, schließlich verursacht eine unangenehme Mundtrockenheit mit pappigem Geschmack großen Durst.
Dosierungsvorschlag: 3mal täglich 1 Tablette Sulfur D 4.

◆ Bei Krankheiten am Bewegungsapparat wird Sulfur zum einen bei verzögertem Knochenwachstum verwendet, zum anderen zur Behandlung chronischer Rheumaerkrankungen. Vor allem Rückenschmerzen im Stehen, beim Bücken, aber auch beim Atmen, als ob man sich das Kreuz verrenkt hätte, sind ein Indikati-

onsgebiet für Sulfur. Außerdem kann man dieses Mittel einsetzen, wenn Gelenke, Muskeln oder Sehnen schmerzen und sich nicht mehr richtig bewegen lassen, und bei brennenden, »zuckenden« Nervenschmerzen.
Dosierungsvorschlag: 2mal täglich 5 Globuli oder 1 Tablette Sulfur D 12.

◆ Seine typische Hautbeschaffenheit macht den Sulfur-Patienten sehr anfällig für eine ganze Reihe von Hauterkrankungen. Seine Haut ist unrein und schlecht durchblutet; alle Verletzungen eitern leicht, und es dauert lange, bis sie abgeheilt sind. Deshalb können Akne, eiternde und entzündete Ausschläge, Furunkel, Nagelbetteiterungen, auch »offene Beine« mit Sulfur behandelt werden.
Die Haut des Sulfur-Patienten verträgt Wasser sehr schlecht, sie ist trocken und rauh, so daß auch trockene Ekzeme und Neurodermitis zu den Einsatzgebieten von Sulfur zählen. Diesen Hautkrankheiten, die gut auf Sulfur ansprechen, ist gemeinsam, daß sie Jucken und brennende Schmerzen verursachen, wobei das Brennen oft erst durch heftiges Kratzen an den betroffenen Hautstellen entsteht.
Dosierungsvorschlag: 3mal täglich 5 Globuli oder 1 Tablette Sulfur D 12.

Eine Ergänzung zu anderen Mitteln
Die Eigenschaften der Sulfur-Wirkung macht sich der Therapeut auch zunutze, um den Therapieerfolg anderer Homöopathika zu unterstützen, also dann, wenn eine Behandlung nicht so recht vorangehen will. Dazu wird Sulfur entweder zusätzlich oder für ein bis zwei Wochen kurmäßig als Zwischentherapie eingenommen.
Dosierung: 1mal täglich 5 Globuli Sulfur D 12.

Adressen, die weiterhelfen

Deutschland

Homöopathie-Forum
Organisation klassisch homöopathisch arbeitender Heilpraktiker e.V.,
Grubmühler Feldstraße 14a
82131 Gauting bei München

Deutsche Gesellschaft
für klassische Homöopathie (DGKH),
Grundtvigstraße 39,
33330 Gütersloh

Deutscher Zentralverein Homöopathischer Ärzte
c/o Dr. Heinrich Kuhn,
Alte Steige 3,
72213 Altensteig

Österreich

Ärztegesellschaft für Klassische Homöopathie,
Dr. Dietmar Payrhuber,
Griesgasse 2,
A-5020 Salzburg

Schweiz

Verband klassischer Homöopathen,
Postfach 625,
CH 8030 Zürich

Homöopathischer Ärzteverein,
Termer Weg 21,
CH 3900 Brig-Glis

Sachregister

Hier finden Sie ausschließlich Sachbegriffe. Die Beschwerden sind im »Wegweiser zum passenden Mittel« von Seite 17 bis Seite 25 aufgeführt.

Wichtiger Hinweis

Die von den Autoren vertretenen Auffassungen bezüglich der Krankheiten und ihrer Behandlung unterscheiden sich gelegentlich von denen der allgemein anerkannten medizinischen Wissenschaft (Schulmedizin).
Jeder Leser ist aufgefordert, in eigener Verantwortung zu entscheiden, ob und inwieweit die Homöopathie für ihn eine Alternative zur Schulmedizin ist oder ob er sie als Ergänzung zur Schulmedizin anwenden will.
Beachten Sie unbedingt die mit »Zum Arzt« gekennzeichneten Hinweise zu einzelnen Beschwerden sowie die jeweils ausgewiesenen Grenzen der Selbstbehandlung. Auch wenn Sie sich über Schwere und Verlauf der Erkrankung nicht sicher sind, müssen Sie den Arzt hinzuziehen.

Redaktion:
Doris Schimmelpfennig-Funke

Lektorat:
Dr. Maren Killmann

Bildredaktion:
Christine Majcen-Kohl

Layout und Umschlaggestaltung:
Heinz Kraxenberger

Produktion:
Susanne Mühldorfer

Satz und Herstellung:
Easy Pic Library

Repro:
Fotolito Longo

Druck und Bindung:
Druckerei Auer

ISBN 3-7742-3728-X

Auflage 3. 2. 1.
Jahr 2000 99 98

Bildnachweis:
Bavaria / Dale Durfess: Seite 12; Bavaria / SSI: Seite 2, 13; Bavaria / TCL: Seite 3, 5, 15, 80; DHU: Seite 3, 4, 6, 10, 11, 30, 34, 41, 53, 61, 65, 68; Hermann Eisenbeiss: Seite 2, 3, 26, 27, 31, 38, 56, 60, 81; Institut für Deutsche Geschichte der Medizin, Archiv: Seite 6, 77; Dieter Knapp: Seite U1; Hans E. Laux: Seite 48, 84; Hans Reinhard: Seite 44; Reiner Schmitz: Seite 9, 45; Tony Stone: Seite U2 / 1, 2; Tony Stone / Martin Rogers: Seite 8.